全国卫生职业教育教学指导委员会审定
高职高专护理专业实习实训创新教材

妇产科
护理实习导学

主　审　胡　野

总主编　章晓幸

主　编　余丽华　王素娇

副主编　胡成巧

编　者（以姓氏笔画为序）

　　　　王素娇　卢　蓉　杨　萍　余丽华

　　　　胡　波　胡成巧　项月良　倪健蕾

　　　　黄晓安　程　屹

人民卫生出版社

图书在版编目(CIP)数据

妇产科护理实习导学/余丽华,王素娇主编.—北京:人民卫生
出版社,2015
ISBN 978-7-117-21074-4

Ⅰ.①妇… Ⅱ.①余… ②王… Ⅲ.①妇产科学-护理学-医
学院校-教学参考资料 Ⅳ.①R473.71

中国版本图书馆 CIP 数据核字(2015)第 212257 号

人卫社官网	www.pmph.com	出版物查询,在线购书
人卫医学网	www.ipmph.com	医学考试辅导,医学数据 库服务,医学教育资源, 大众健康资讯

妇产科护理实习导学

主　　编:余丽华　王素娇
出版发行:人民卫生出版社(中继线 010-59780011)
地　　址:北京市朝阳区潘家园南里 19 号
邮　　编:100021
E - mail: pmph @ pmph.com
购书热线:010-59787592　010-59787584　010-65264830
印　　刷:三河市潮河印业有限公司
经　　销:新华书店
开　　本:787×1092　1/16　　印张:7
字　　数:175 千字
版　　次:2016 年 1 月第 1 版　2016 年 1 月第 1 版第 1 次印刷
标准书号:ISBN 978-7-117-21074-4/R・21075
定　　价:26.00 元

打击盗版举报电话:010-59787491　E-mail:WQ @ pmph.com
(凡属印装质量问题请与本社市场营销中心联系退换)

高职高专护理专业实习实训创新教材
编写指导委员会

总　序

　　顶岗实习是学校教育与社会实践、生产劳动相结合的学习模式,亦称生产实习,是教育教学过程中的重要环节,它强调教学过程的实践性、开放性和职业性,重视校内学习与校外实践的一致。通过顶岗实习,使学生专业所学知识得到实际检验和应用,从而增强学生适应岗位、服务社会的能力。

　　护理专业的顶岗实习阶段,由于学生尚未取得护士执业资格,我们往往称之为生产实习或毕业实习。国家执业护士考试大纲对本科和中高职护理专业生产实习的时限与内容都有明确的要求及规定。多年来大多数办学单位对护理专业学生的实习过程管理与质量控制都作了很好的规范,形成了一整套行之有效的管理方法。但是,随着护理专业办学规模的逐渐扩大,接受学生实习的医院种类、层级及带教能力的差异化也在不断增加,导致护理实习的过程管理紧松不均及质量保障不够稳定。此外,在护理专业学生的生产实习阶段,由于一直以来都缺乏除常规课本之外的教学载体,学生往往处于只埋头干活、较少回眸反思的状态,尤其是缺少临床思维能力的系统训练。为了切实解决护理实习过程中的教学管理与质量控制面临的困难与问题,积极探索实习管理新模式,规范分科实习过程的带教要求,开发实习阶段教学互动的资源,是新形势下如何保障护理实习质量的当务之急。浙江省现代职业教育研究中心健康产业发展与服务研究所和金华职业技术学院,联合国内 6 个省市 10 余家医疗卫生及健康服务单位和高职院校护理专业的上百位护理专家,经过 3 年多的努力,开发完成了护理生产实际案例库(一期),并以案例库的应用为基础,开展实习阶段案例小讲课系列教学,取得了预期效果。为积极满足护理实习带教老师和护生自学的新诉求,在人民卫生出版社的大力支持和全国卫生职业教育教学行指委的精心指导下,我们将教改成果固化并组织编写了供高职高专护理专业师生使用的实习导学系列创新教材。

　　护理专业就业岗位调研表明,目前护生毕业后主要在各级健康行业与医疗卫生单位就业,包括各级各类医院、社区卫生服务中心、个体医疗诊所、体检中心、老人护理院、康复中心及企事业单位的医务室等,护理工作任务除了疾病患者的临床护理、社区卫生服务和居家护理外,还包括亚健康、健康人群的健康教育与管理。为此,我们自觉遵循国务院关于职业教育做好"五个对接"的指示精神,依托行业对护理人才培养的引领与指导,通过院校互动和院校合作,广泛系统地收集了一部分护理工作实际案例并加以教学化改造。案例内容基本涵盖护理人才培养的主干课程知识点和技能点,涉及护理人才的主要就业岗位和工作任务,从患病人群的疾病护理到亚健康、健康人群的健康管理与教育;从医院的临床护理到社区的慢病管理、康复护理院的生活及康复护理;从症状护理到人文关怀、心理护理和家庭护理;从护理典型工作任务拓展到相关基础医学知识的温故知新以及人际沟通能力和职业素质的培养等。为方便与护理分科实习安排的学习匹配,我们将高职高专护理专业实习导学创新教材分为《内科护理实习导学》《外科护理实习导学》《妇产科护理实习导学》《儿科护理实习导学》

《急危重症护理实习导学》《手术室护理实习导学》《老年护理实习导学》《社区护理实习导学》《基础医学与护理实习导学》及《护士素养与沟通实习导学》10个分册。每一分册的学习案例都紧扣护理人才培养目标,科学对接专业课程,以护理岗位对护士的知识、技能要求为立足点,兼顾护士执业考试的知识内容和技能要求,以解决患者的实际问题为导向设立学习情境,通过情景式对话方式展现护理人文精神,引入优质护理服务规范用语,将职业素养和沟通技巧的基本要求融入护理工作的过程中,使护理行为更加严谨和人性,从而努力实现护生的学习过程和护士工作过程的有效对接。

　　案例教学的科学性和有效性,在现代教育学的学习联结理论、认知理论、人本主义理论及建构主义理论中都能找到相应的理论依据。案例教学的实践表明,护生在生产实习的过程中,以教学化改造后的案例为导学素材,可以实现四个方面的提高:一是知识建构,通过剖析护理岗位工作实例,引导学生综合运用所学的基础医学、心理学和护理专业知识等,在融会贯通中建构、内化护理知识体系。二是能力整合,以案例中病人身心变化和病情发展情节为线索的导学过程,能使学生自觉进入到评估、诊断、计划、实施和评价的完整护理工作过程,通过反复训练,能逐步提高观察、分析、解决问题等临床思维及判断能力。三是情境体验,在案例的引导下,通过文字、图片、医技诊断报告等媒体创设"工作情景",展示"岗位职责",有利于学生较快地进入工作状态,熟悉工作岗位,促进临床工作习惯的养成,促使学生将所学知识内化为职业素养。四是教学相长,老师采用案例开展辅教导学,在指导护生剖析案例、熟悉护理工作过程的同时,自身的临床思维和工作能力也得到同步提高。

　　目前我国的高护专业生源结构较为多元,按其招生种类,大致可分为普高起点的三年制、中职起点的三年制、初中起点的"3+2"和初中起点的五年一贯制这四个类型。不同生源类型学生的文化基础、专业基础和学习兴趣有所不同,在使用案例导学教材时要因生源而异。除了各种生源的护生在生产实习阶段的辅教导学均适用之外,也适合作为中职起点"3+3"或"3+2"后3年或2年护生课堂教学的创新教材,因为中职起点的高护学生已有一定的专业基础,若使用传统的学科教材,学生会有"炒冷饭"的感觉而提不起学习兴趣,而案例教材则能弥补这一弊端,使学生在案例的学习与讨论中提高临床思维的综合能力。另外,实习导学教材中的学习案例,也能作为案例引导教学法的有效素材,在基础医学的各门课程的教学中选择使用,在普高起点生源护生学习护理专业课程中发挥辅教导学的作用。本系列导学教材还适用于在职护士的知识更新,也可满足社会人群的自学自护需求。一些有慢性病患者或老年人的家庭,其成员可以通过案例学习,习得相关知识和技能,实施力所能及的康复护理、生活护理等,以提高居民的生活质量。

　　基于案例教学的护理专业实习过程管理及质量控制的改革实践,运用案例教学创设中高职护理教育教学衔接新模式的试点,是实施浙江省教育厅、财政厅高职教育优势专业(护理专业)建设项目的重要内容,也是我们主动适应健康产业、养老服务业发展的重要举措。在护理案例的采集、教学化改造及试用的三年中,始终得到各级领导与专家的帮助与关心,期间也获得了教育部《护理专业生产实际教学案例库》课题的立项建设,并顺利通过验收。开发以案例为主线的护理实习导学教材,更重要的是抛砖引玉,期待激发同行们为更多更好地培养适岗能力强的实用性护理人才善于深度思考、勇于开拓进取的信心与勇气。限于研究水平和实践经验的不足,尤其对高护专业人才培养目标与规格的认识还不够深刻,护理实习导学系列丛书在内容的筛选、体例的设计和文字撰写中一定存在诸多的不足,敬请使用和关心护理实习导学教材的老师、同学们提出宝贵的建议与意见,以便今后修正与完善。

　　护理专业生产实际教学案例库的研制与护理实习导学案例教材的出版,是医护院校与健康行业及卫生医疗单位紧密合作的两项成果。项目建设中得到了全国卫生职业教育教学指导委员会、人民卫生出版社领导与专家的悉心指导与帮助,也凝聚了协作单位众多护理专家的聪明才智与心血,在此一并致以诚挚的感谢与敬意!

2015 年 10 月于金华

前　言

　　妇产科护理学是护理专业主干学科之一,是一门应用性学科。临床实习是应用性学科进行知识巩固、内化及应用的重要阶段。本书由金华职业技术学院、金华市中心医院、金华市人民医院等单位联合编写,为护理专业工学结合创新教材之一,编写目的旨在帮助护理学生更好地完成从课堂学习到临床实践的过渡,提高护理的综合能力。

　　本教材立足于护理学生实际能力的培养,以工作任务为中心组织教学内容。本书选取妇产科临床典型案例,将其归整为正常孕产妇护理、异常孕产妇护理和妇科疾病患者护理3块教学项目,共15个工作任务。运用典型案例从临床情境入手,以问题为导向引出以患者为中心的整体护理过程,让学生在学习完成相应工作任务过程中掌握专科护理知识。教材紧密结合临床实践来认识、分析、总结问题,以提高学生综合分析问题和解决问题的能力。编写中力求内容精选、知识够用、详略适度、便于教学。教材后附"妇产科护理常规"、"妇产科实习要求"、"妇产科护理操作考核评分标准",临床适用性强,是学生可用、师生可操作的专业指导用书。

　　本教材可供临床见习、实习护理学生和低年资护士使用,可提高其岗位适应能力和护士执业考试应考能力。

　　在本教材编写过程中,得到全体编者及其所在医院的大力支持,在此谨表诚挚的谢意。

　　鉴于护理学专业的快速发展,以及编者们知识和实践的区域局限性,教材中的内容和编排难免有不妥之处,真诚希望使用本教材的师生和妇产科同仁给予指正。

余丽华　王素娇

2015 年 10 月

目 录

项目一

正常孕产妇的护理

任务一　正常妊娠期妇女的护理

情境 1　孕 前 检 查

小李,女,公司职员,26 岁,大专毕业,结婚半年,准备近期怀孕,在丈夫陪同下前来产科门诊行孕前检查和咨询。

问题 1　如果您是接诊护士,应如何配合医生对小李进行孕前评估?

1. 评估孕前有无高危因素　小李 26 岁,月经史 14 4/30,末次月经(LMP)2012 年 8 月 23 日,量中,色暗红,无血块和痛经,有性生活史一年,使用避孕套避孕,无妊娠史。丈夫 28 岁,系同事,双方身体健康,否认高血压、糖尿病及重要脏器疾病史和家族遗传病史,否认烟、酒、药物依赖等不良嗜好,工作稳定,丈夫偶有短期出差,收入满意,家庭和睦。

2. 协助体格检查　身高 160cm,体重 53kg,体重指数 20.7,发育良好,血压 100/70mmHg。妇科检查:阴毛呈倒三角分布,外阴已婚未产式,阴道畅,宫颈光滑(取阴道分泌物检查和宫颈细胞学检查标本),子宫前位,正常大小,质中,无压痛,双侧附件区未触及明显包块,无压痛。

3. 查阅辅助检查结果　妇科超声检查、心电图、血常规、尿常规、肝功能、肾功能、空腹血糖、阴道分泌物检查、宫颈细胞学检查等均正常;血型 A 型、Rh 阳性;乙肝三系:HBsAb 阳性,其余阴性;梅毒螺旋体、HIV 筛查均阴性;TORCH 筛查:巨细胞病毒(CMV)IgG 阳性、IgM 阴性、风疹病毒(RV)IgG 阳性、IgM 阴性,其余均阴性。

评估结果正常,适合妊娠。

问题 2　你如何对小李夫妇进行孕前健康教育及指导?

1. 近期身体状况适合妊娠,需生活规律、放松心情、均衡营养、适度锻炼,保持身心良好状态。

2. 建议每天补充叶酸 0.4~0.8mg 至孕 3 个月,预防胎儿神经管发育缺陷而导致畸形,避免使用可能影响胎儿发育的药物。

3. 避免接触生活及职业环境中的有毒有害物质(如放射线、高温、铅、汞、苯、砷、农药等),避免烟、酒、咖啡,避免高强度的工作,避免密切接触猫、狗等宠物。

4. 性生活规律有度,在排卵日前后有性生活可提高妊娠几率,排卵日是在下次月经前 14 天左右,排卵前因雌激素增高使白带量增多、透明呈蛋清状,拉丝度长。

5. 如有停经,及时到医院检查。

情境 2　早期妊娠管理

四个月后小李停经 45 天,自测早早孕试验阳性,前来产科门诊检查。

问题 3　如何确定小李妊娠? 预产期是何时?

经询问得知小李月经规律,末次月经(LMP)为 2012 年 11 月 20 日,经量正常,四天净。停经后自测尿早早孕试验 2 次均显示阳性,近两天晨起有恶心,无呕吐和其他不适。B 超检查:子宫内探及 23mm×25mm 大小妊娠囊,囊内见原始心管搏动,由此确诊妊娠。

预产期(EDC)为 2013 年 8 月 27 日。

 知识链接

预产期的推算方法

月经正常规律者,问清末次月经第一天,月份减 3 或加 9,日期加 7 即为预产期。若孕妇只知阴历日期,月份仍减 3 或加 9,日期加 15,或先换算成公历再推算。若记不清末次月经的日期或哺乳期尚未月经来潮而受孕者,可根据早孕反应出现时间、胎动开始时间、孕早期 B 超检查妊娠囊大小、子宫底高度和 B 型超声检查的胎囊大小、头臀长度、胎头双顶径及股骨长度值推算出预产期。实际分娩日期与推算的预产期有可能相差 1~2 周。

问题 4　作为门诊护士,如何为小李进行首次产前检查及健康指导?

1. 建立孕产妇保健手册,准确填写相关信息。

2. 询问孕妇　小李孕前准备充分,检查结果正常。目前无阴道流血,无致畸的高危因素。

3. 身体检查　体重 53kg,发育良好,营养中等,血压 104/70mmHg,心肺听诊正常,乳房发育正常,无乳头凹陷,免做妇科检查。

4. 辅助检查　孕前 6 个月已查的项目可以不重复检查,包括:血常规、尿常规、血型(ABO 和 Rh)、肝功能、HBsAg、肾功能、空腹血糖、梅毒螺旋体、HIV 筛查、心电图等。

5. 健康教育及指导

(1)规律生活:保证充足的睡眠,适度运动以促进血液循环、增进食欲,不要攀高负重和剧烈运动,不要到人群拥挤、空气不佳的公共场所。

(2)均衡饮食:孕早期有食欲不振、恶心呕吐等早孕反应属正常生理现象,可按自己喜好健康饮食,少量多餐,食物宜清淡、易消化,避免油炸、生食、不洁食物,可适当多吃富含维生素的蔬菜水果,继续补充叶酸每日 0.4~0.8mg 至孕 3 个月或服用含叶酸的复合维生素。

(3)避免接触有毒有害物质,避免密切接触宠物。

(4)慎用药物,避免使用可能影响胎儿正常发育的药物。

(5)保持心境平和,解除精神压力,减少心理困扰。

(6)妊娠 3 个月内应避免性生活,以防流产。

(7)如有阴道流血、腹痛或剧烈呕吐等不适及时就诊。

(8)预约妊娠 11~13^{+6} 周行超声检查,测量胎儿颈后透明层厚度(NT)。孕期要定期产前检查,以维护孕妇和胎儿的健康直至安全分娩。下次产前检查时间是孕 16 周。

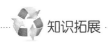 知识拓展

妊娠期辅助检查项目

检查时间	常规辅助检查项目	备查项目
$6\sim13^{+6}$周	血常规、尿常规、血型（ABO 和 Rh）、肝功能、HBsAg、肾功能、空腹血糖、梅毒螺旋体、HIV 筛查、心电图等	1. 丙型肝炎病毒（HCV）筛查 2. 地中海贫血和甲状腺功能筛查 3. 宫颈细胞学检查 4. 宫颈分泌物检测淋球菌和沙眼衣原体和细菌性阴道病 5. B 超检查，妊娠 $11\sim13^{+6}$ 周超声测量胎儿颈后透明层厚度（NT） 6. 妊娠 10～12 周绒毛活检
$14\sim19^{+6}$周	妊娠中期非整倍体母体血清学筛查	羊膜腔穿刺检查胎儿染色体
$20\sim23^{+6}$周	胎儿系统超声筛查（妊娠 18—24 周）血常规、尿常规	宫颈评估
$24\sim27^{+6}$周	75gOGTT、血常规、尿常规	1. 抗 D 滴度检查（Rh 阴性者）。 2. 宫颈阴道分泌物检测胎儿纤维连接蛋白（fFN）水平（早产高危者）
$38\sim41^{+6}$周	产科 B 超、血常规、尿常规	B 超测量宫颈长度或宫颈阴道分泌物检测水平
$32\sim36^{+6}$周	血常规、尿常规	1. B 族链球菌（GBS）筛查 2. 肝功能、血清胆汁酸检测 3. NST 检查（34 周开始） 4. 心电图复查（高危者）
$37\sim41^{+6}$周	NST 检查（每周 1 次）、血常规、尿常规	产科 B 超

情境 3　中期妊娠管理

小李妊娠 20 周，下腹渐隆起，一周前开始自觉胎动，前来门诊进行产前检查。

问题 5　如何为小李进行产前检查？

1. 询问孕妇　上次产前检查正常，唐氏综合征筛查低风险，至今无腹痛、阴道流血等不适，下腹渐隆起，一周前开始感觉到胎动，睡眠充足，胃纳佳，大小便正常。正常上班，每天散步半小时左右。

2. 全身检查　血压 105/70mmHg，体重 58kg，无水肿及其他异常。

3. 产科检查　孕妇排尿后仰卧于检查床上，暴露腹部，见下腹隆起，宫底脐下一横指，测量宫高 19cm，腹围 78cm，胎心 150 次/分。

4. 辅助检查　血常规显示血红蛋白 108g/L，尿常规显示正常。

问题 6　如何给小李孕期指导？

1. 关注胎儿　随着胎儿成长，子宫增大宫底增高，胎动会更加明显，如有腹痛、阴道流

血流液等异常及时就诊。

2. 合理营养　均衡饮食,食物多样化,适当增加含优质蛋白质的食物如牛奶、鱼、肉等的摄入,但应避免营养过剩造成体重增长过快。每天服用硫酸亚铁片 0.3g、钙剂 600mg。

3. 适度运动　适当增加运动量,如做家务、散步、瑜伽、游泳、孕期保健操等,以促进健康、控制体重过快增长。

4. 定期产前检查　妊娠 20～36 周每 4 周检查 1 次,妊娠 36 周后每周检查 1 次,有异常情况酌情增加产前检查次数。预约孕 23 周行胎儿系统超声检查以筛查胎儿畸形。

 知识链接

胎 动 计 数

胎动是子宫内生命存在的象征。胎动计数是孕妇自我监护胎儿情况的一种简易的方法。

孕妇自 28 周开始应自数胎动,于每天早、中、晚固定时间各数 1 小时,一般每小时 3～5 次,反映胎儿情况良好。也可将早、中、晚三次胎动次数的和乘 4,即为 12 小时的胎动次数,达 30 次以上,若少于 10 次或减少 50%,则提示胎儿宫内缺氧。数胎动时应取卧位或坐位,思想集中,可用一些小巧物品(如硬币或纽扣等)做标记或记录于纸上,以免遗漏。若连续胎动或在同一时刻感到多处胎动,只能算作一次,若胎儿长时间持续胎动,也应该警惕。

情境 4　晚期妊娠管理

小李妊娠 36 周,近 1 周有下肢水肿,前来门诊进行产前检查。

问题 7　如何为小李进行产前检查?

1. 询问孕妇　孕期定期产前检查,每天计数胎动均正常。一周前发现双足水肿,晨起轻下午重,无头痛、眼花,偶感子宫发紧,无腹痛、阴道流血、皮肤瘙痒等不适,胃纳良好,坚持每天散步 1 小时。已经准备了一些衣物、尿布等婴儿用品,和丈夫一起参加了医院组织的孕妇学校的学习,对分娩过程和母乳喂养相关知识有所了解,希望能自然分娩,准备母乳喂养,但对分娩疼痛表示担心。

2. 全身检查　血压 110/75mmHg,体重 65kg,下肢水肿(＋)。

3. 产科检查　孕妇排尿后仰卧于检查床上,暴露腹部,见腹部隆起,下腹见少许紫红色妊娠纹,宫底剑突下三横指,测量宫高 31cm,腹围 100cm,先露头,胎位枕左前(LOA),胎心 140 次/分。

4. 辅助检查　胎儿电子监护:无应激试验(NST)有反应型,血常规、尿常规检查正常。

问题 8　如何对小李进行健康教育及指导?

1. 目前产前检查结果正常,应放松心情,避免焦虑。

2. 保证充足的休息和睡眠,以左侧卧位为好,避免长时间仰卧,以免引起仰卧位低血压综合征。坚持适度运动,避免长时间站立,并时常抬高下肢以利血液回流。

3. 体重增长较为理想,继续合理饮食。

4. 继续参加孕妇学校学习,了解分娩镇痛、母乳喂养、新生儿护理等知识。

5. 继续避免性生活,预防早产。

6. 预约下次产前检查时间为 37 周,如有腹痛、阴道流血等不适及时到医院就诊。如突然阴道流液,应立即平卧,抬高臀部,由家属送来医院。

 知识链接

四步触诊

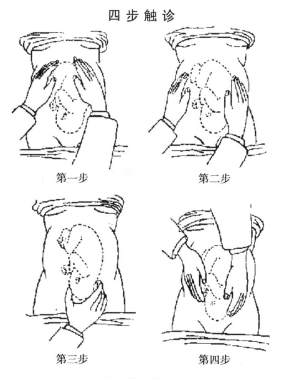

第一步   第二步

第三步   第四步

图 1-1 胎位检查的四步触诊法

 知识拓展

胎儿电子监护

使用前嘱孕妇排空膀胱,偏左侧卧,将胎心探头固定于胎心音听诊最响亮处,宫缩探头固定于子宫底部,在描绘仪上观察胎心率的变化。

1. 胎心率(FHR)基线   FHR 基线是在无胎动、无宫缩或宫缩间歇期记录的胎心率,可以从每分钟心搏次数(bpm)及 FHR 变异加以估计。正常胎心率在 110～160bpm,有小的周期性波动,波动范围为 10～25bpm,每分钟波动≥6 次,称为基线变异或基线摆动。FHR 基线摆动表示胎儿有一定的储备能力,是胎儿健康的表现。如胎心率持续＞160bpm 或＜110bpm,历时 10 分钟,为心动过速或心动过缓。如 FHR 基线变异消失则提示胎儿储备能力丧失。

2. 无应激试验(NST)   是在无宫缩情况下监测胎动时胎心率的变化,以了解胎儿储备能力。每次胎动时,由电子胎心监护仪自动在描绘器上打记号,或由孕妇手按电钮打记号,观察 20 分钟,如无胎动,由腹壁推动胎儿,再观察 20 分钟。正常情况下,20 分钟内至少有 3 次以上胎动伴胎心率加速＞15bpm,持续时间＞15 秒称 NST 有反应;否则称 NST 无反应,被视为异常,可进一步做缩宫素激惹试验。

3. 缩宫素激惹试验（OCT） 又称宫缩应激试验（CST）。方法是用缩宫素诱导引起有效宫缩后观察胎心率与宫缩的关系。如宫缩时或宫缩后胎心变异正常或无晚期减速者为 OCT 阴性；如多次宫缩后连续重复出现晚期减速、胎心率基线变异减少、胎动后无胎心率增快为 OCT 阳性，提示胎盘功能减退。

（杨　萍）

【思考与练习】

1. 可以用哪些方法知晓排卵期？

2. 王某，35 岁，第一胎孕 30 周检查，BP 144/95mmHg，无其他异常，你将做何指导？

3. 孕期如何合理运动？

任务二　正常分娩期妇女的护理

情境 1　第 一 产 程

产妇李某，27 岁，已婚，因"停经 40 周，下腹部阵痛 5 小时"搀扶入院。产妇于晨 4 时开始出现下腹部阵发性疼痛，逐渐加剧，由丈夫送来我院急诊。

问题 1　如果你是当班护士，如何对产妇进行入院评估？

1. 简要询问病史　产妇平素月经规律，末次月经（LMP）2012 年 11 月 20 日，4 天净，停经后有明显恶心、呕吐等反应，确定怀孕后按时产前检查，未发现明显异常。今晨 4 时开始出现腹部阵痛，逐渐增强，无阴道流液。生育史 0-0-0-0。

2. 快速进行有针对性的护理体检　产妇入院时体温 37℃，呼吸 22 次/分，脉搏 84 次/分，血压 120/80mmHg，精神疲倦，心肺听诊正常，下肢水肿（＋）。产科腹部检查：宫高 32cm，腹围 104cm，先露头，左枕前位，宫缩持续 40 秒，间隔 3～4 分钟，强度中等，胎心 140 次/分。阴道检查：宫口开大 2cm，触及羊膜囊，先露头，棘上 1cm。

3. 配合医生做好必要的辅助检查　胎儿电子监护：胎心率（FHR）140bpm，胎心基线摆动幅度 20bpm，宫缩压力试验（CST）阴性。超声检查：妊娠足月、头先露、羊水指数（AFI）120mm。

4. 心理社会评估　产妇焦躁，因腹痛要求剖宫产，丈夫紧张不安，担心妻儿安危。

医疗诊断：孕$_1$产$_0$孕 40 周 LOA 临产。

问题 2　为了帮助产妇顺利分娩，应如何为其进行心身整体护理？

1. 安置产妇于安静、舒适的待产室，鼓励家人陪伴。

2. 陪伴分娩，倾听主诉，答疑解惑，讲解分娩的过程和规律，及时告知产妇产程进展情况和配合方法，树立自然分娩的信心。

3. 观察生命体征，每 4 小时测血压、脉搏、呼吸 1 次均正常。

4. 鼓励和帮助产妇在宫缩间歇少量多次进食高热量、易消化、清淡食物，确保热量和水分摄入充足。

5. 按产妇意愿采取自由体位，鼓励产妇于宫缩间歇期在室内走动，以利于产程进展。

6. 鼓励产妇每 2～4 小时排尿 1 次，以免膀胱充盈影响宫缩及胎头下降。

7. 根据具体情况选择合适的镇痛方法，帮助产妇缓解疼痛。

显畸形。

7. 填写新生儿出生记录。

 知识链接

新生儿 Apgar 评分

新生儿 Apgar 评分用于判断有无新生儿窒息及窒息的严重程度。对新生儿娩出后 1 分钟的心率、呼吸、肌张力、喉反射及皮肤颜色 5 项体征进行评分(见表)。每项 0～2 分,满分 10 分,8～10 分属正常新生儿,4～7 分为轻度窒息儿,0～3 分为重度窒息儿,需紧急抢救。轻、重度窒息应在出生 5 分钟时再次评分。

新生儿 Apgar 评分法

体征	生后 1 分钟内应得分数		
	0 分	1 分	2 分
每分钟心率	0	<100 次	≥100 次
呼吸	0	浅慢,不规则	佳,哭声响
肌张力	松弛	四肢稍屈曲	四肢屈曲,活动好
喉反射	无反射	有些动作	咳嗽、恶心
皮肤颜色	全身苍白	身体红,四肢青紫	全身粉红

问题 5　如何判断胎盘是否剥离?

胎儿娩出后 10 分钟,见少量阴道流血,外露的脐带自行延长,查宫底脐上二横指,宫体变硬呈球形,用手掌尺侧在产妇耻骨联合上方轻压子宫下段,见宫底上升而外露的脐带不回缩,则判断胎盘已剥离。

问题 6　此时接产护士应做何处理?

1. 确认胎盘已剥离,接生者左手触摸宫底,右手轻轻牵拉脐带,正确协助胎盘娩出。

2. 胎盘娩出后,认真检查胎盘、胎膜。评估胎盘呈椭圆形,大小为 16cm×18cm×2cm,重约 600g,检查胎盘、胎膜完整,无副胎盘。

3. 评估产后子宫质硬,宫底于脐下一横指,产时出血约 200ml。

4. 检查软产道见会阴Ⅰ度裂伤,予可吸收肠线缝合。

5. 认真做好产时记录。

 知识链接

会阴裂伤的分度

Ⅰ度:裂伤部位限于会阴后联合、会阴皮肤、阴道黏膜;

Ⅱ度:除以上外,还有会阴肌肉裂伤;

Ⅲ度:会阴黏膜、会阴体、肛门括约肌裂伤,直肠粘膜尚完整;

Ⅳ度:裂伤致肛门、直肠和阴道完全贯通,直肠肠腔外露,组织损伤严重。

情境 4　产后 2 小时

产妇产后精神好,能配合新生儿早吸吮,血压 116/80mmHg,脉搏 84 次/分,呼吸 18 次/分,子宫质硬,宫底脐下一横指,阴道流血量中,色红,会阴伤口无渗血,疼痛轻。

问题 7　产后母婴在产房观察 2 小时,请问应如何进行观察与护理?

产后出血是我国孕产妇死亡的首位原因,80% 发生在胎盘娩出至产后 2 小时之内,因此产后要在产房继续观察 2 小时,以预防和及时发现产后出血。分别于产后 15 分钟、30 分钟、60 分钟、90 分钟、120 分钟观察一次并及时记录,发现异常及时报告。观察要点是:

1. 子宫收缩和宫底高度　子宫收缩良好,宫底脐下一横指,质硬。

2. 阴道流血量　于产妇臀下放一只聚血盘或计血量垫,在挤压宫底的同时观察阴道流血量,统计产妇产后 2 小时观察期间阴道流血总量约 30ml,给予记录。

3. 生命体征　5 次测量产妇生命体征均在正常范围。

4. 膀胱充盈度　产妇未排尿,无膀胱充盈。

5. 会阴和伤口　观察会阴无水肿、血肿,伤口无渗血,伤口疼痛轻、无肛门坠胀感。

6. 新生儿观察　协助早吸吮 30 分钟,吸吮能力佳,皮肤红润,哭声响亮,无呕吐,脐部无渗血,胎粪已解,小便未解。

产后观察 2 小时至 18 时 20 分无异常,将产妇及新生儿送母婴同室病房,并认真地进行交接班。

(王素娇)

【思考与练习】

1. 影响分娩的因素有哪些?

2. 产程如何分期?

3. 产妇张某,自然分娩一男婴,出生 1 分钟新生儿哭声不婉转,呼吸不规则,心率 128 次/分,四肢青紫、稍屈曲,吸痰时稍有动作,请为该新生儿进行 Apgar 评分,并判断该儿有无新生儿窒息及严重程度。

任务三　正常产褥期妇女的护理

情境 1　产后入室护理

产妇李某,27 岁,已婚,孕$_1$产$_1$孕 40 周,16 时 10 分顺利经阴道自然娩出一男婴,产房观察 2 小时正常,现由产房送入母婴同室病房。

问题 1　你作为责任护士如何接待产妇并进行评估?

1. 核对产妇和新生儿的身份,向产妇进行自我介绍。

2. 将产妇及新生儿安置于母婴同室病房,协助产妇采取舒适的卧位,将新生儿抱至婴儿床上,取侧卧位,以免新生儿吸入呕吐物引起窒息。

3. 与产房护士做好交接,包括该产妇妊娠前、孕期及分娩期的情况。该产妇平素身体健康,月经规律,孕期经过顺利。因停经 40 周,有规律宫缩 5 小时入院,产程经过顺利,总产程 12 小时 20 分,胎盘、胎膜娩出完整,产时出血量 200ml,产后 2 小时内出血 30ml。新生儿体重 3250kg,Apgar 评分 10 分-10 分/1′-5′,已进行早吸吮半小时,吸吮能力好。

4. 评估产妇精神好,面色红润,活动自如,测体温 36.8℃、脉搏 80 次/分、呼吸 16 次/分、血压 116/72mmHg,跌倒危险因子评分 2 分,疼痛评分 2 分。

5. 评估生殖系统　产妇子宫底高度脐下一横指,子宫轮廓清楚、质硬,无明显宫缩痛;恶露为暗红色血性,量如月经,无异常气味;会阴部无明显水肿,伤口无红、肿,局部轻微疼痛。

6. 评估乳房　乳房发育良好,乳头凸,能挤出少许初乳。

7. 评估心理状态及家庭支持　产妇家庭和睦,有初为人母的喜悦感。

8. 评估产妇及其家属对母乳喂养知识有一定了解,喂养技能掌握尚不足。

9. 查阅病历记录及相关检查,全面掌握产妇情况,以保证护理安全。该产妇各项记录及检查无异常情况。

问题 2　如何为该产妇进行护理?

1. 保持病室安静,定时开窗通风,使室内空气清新。指导产妇与宝宝同步休息,以保证充足的睡眠,恢复体力。

2. 指导产妇进食高蛋白、富含维生素及铁的营养食物,保证热量和水分的供给,注意以清淡、易消化为宜。

3. 鼓励产妇及时排尿以防止尿潴留。产后 3 小时已顺利排尿。

4. 每天监测生命体征,观察子宫复旧情况,注意子宫轮廓、质地、宫底高度和恶露情况。

5. 保持会阴部清洁,每天 2 次擦洗外阴,排便后亦应擦洗干净。注意伤口红肿、疼痛和愈合情况。

6. 指导并协助母乳喂养　做到按需哺乳,勤吸吮,坚持夜间哺乳以利乳汁充足。乳房应保持清洁、干燥,佩戴合适的棉质乳罩。

7. 指导产后活动　产妇尽早适当活动,产后 6～12 小时可下床轻微活动,以预防下肢静脉血栓的形成,但下床活动须有人陪伴、搀扶,以防产妇头晕、虚脱发生跌倒意外事件。产后第 2 天可在室内随意走动,并开始练习产后健身操,每 1～2 天增加 1 节,每节做 8～16 次,但应避免负重或蹲位活动,以防子宫脱垂。

 知识链接

母乳喂养的好处

1. 对婴儿的好处

(1)营养丰富,促进发育:母乳中营养丰富且有利于婴儿消化及吸收,母乳会随着婴儿的生长发育相应的发生质和量的改变。

(2)提高免疫力,少生病:母乳中含有丰富的免疫球蛋白和免疫细胞。通过母乳喂养可降低婴儿呼吸道、皮肤感染及腹泻的发生率。

(3)促进婴儿牙齿的发育及保护:吸吮运动可促进婴儿面部肌肉发育。

(4)有利于婴儿的心理健康。

2. 对母亲的好处

(1)有利于预防产后出血:吸吮刺激能促进缩宫素分泌使子宫收缩,减少产后出血。

(2)哺乳期闭经:哺乳期月经复潮及排卵时间推迟,有利于延长生育间隔。

(3)降低女性患乳腺癌,卵巢癌的危险性。

母乳喂养的技巧

母乳喂养的技巧包括：母乳喂养的体位、托起乳房的方法和含接姿势。

1. 母乳喂养的体位

（1）卧位式：适用于剖宫产术后、正常分娩后前几天的母亲或者母亲喜欢卧位喂奶者。

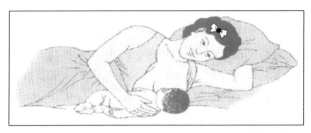

图1-3　侧卧式体位

（2）坐位：包括摇篮式哺乳、橄榄球式哺乳和交叉式哺乳。

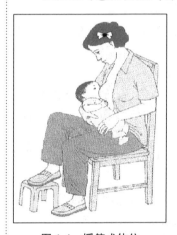 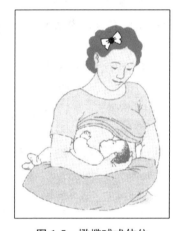 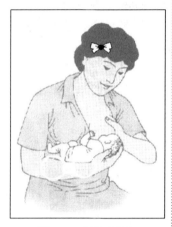

图1-4　摇篮式体位　　　　　图1-5　橄榄球式体位　　　　　图1-6　交叉式体位

不论何种体位母亲均应自然放松，背部要有支撑，双脚自然摆放舒适，使宝宝身体贴近母亲，母亲除要托住宝宝的头及肩部外还有要托住他的臀部，宝宝的头与身体成一条直线，宝宝的下颌贴近乳房，鼻子对着乳头。

2. 托起乳房的方法　示指与拇指成"C"字形托起乳房，示指支撑起乳房基底部，靠在乳房下的胸壁上，大拇指放在乳房的上方，托乳房的手不能太靠近乳头，手指可轻压乳房，改变乳房的形状，以利于宝宝含接及防止乳房堵住呼吸道。

3. 含接姿势　用乳头触碰宝宝的嘴唇，刺激宝宝建立觅食反射，当宝宝的嘴巴张大、再张大、张到足够大时，将宝宝贴近母亲，把乳头及大部分乳晕含在宝宝嘴中。

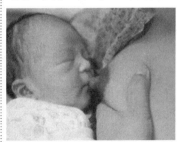 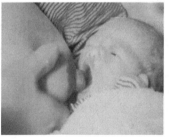 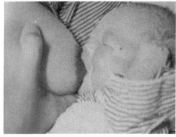

图1-7　母乳喂养的含接步骤

情境 2　乳房胀痛的护理

产后第三天,产妇自觉发热、双乳胀痛,测体温 38.0℃,两侧乳房肿胀,有硬结,触之疼痛,皮肤温度略高,肤色正常。宫底脐下三横指,质硬,恶露量中,色暗红,无异味。新生儿一般情况良好,吸吮能力佳。

问题 3　如何帮助产妇缓解乳房胀痛?

1. 讲解产后泌乳之初乳房淋巴和静脉充盈,乳腺管不畅和未及时哺乳或排空乳房,可引起乳汁淤积是引起乳房胀痛的主要原因,多吸吮和排空乳房是主要解决方法。

2. 协助哺乳,让新生儿频繁吸吮,促进乳腺管通畅。

3. 哺乳前可热敷和按摩乳房,在两次哺乳的中间冷敷乳房,以减少局部充血、肿胀。

4. 哺乳时让新生儿先吸空一侧乳房的乳汁后再换另一侧,两侧乳房应交替进行喂哺,指导产妇按需哺乳,如乳汁充足,孩子吸不完时,应将剩余的乳汁挤出。

5. 戴合适的乳罩,扶托乳房以减轻胀痛。

 知识拓展

平坦或凹陷乳头的护理

若产妇乳头平坦或凹陷,婴儿很难吸吮到乳头,母乳喂养不易成功,可以指导产妇产后做以下乳头练习:

1. 乳头牵拉练习　一手托乳房,另一手的拇指、示指和中指抓住乳头向外牵拉,每次 15～20 分钟,每日数次。

2. 乳头伸展练习(十字操)　将两手示指相对放于乳头两侧,缓慢地由乳头向两侧外方拉开,适当用力牵拉乳晕皮肤及皮下组织,使乳头向外突出。重复数次后接着将两示指放于乳头上下两侧,重复上述动作,将乳头向上、向下纵形拉开,重复数次。持续 15～20 分钟,每日数次。

情境 3　出　院　指　导

产后第四天,母婴情况正常,医嘱出院。

问题 4　作为该产妇的责任护士,你该如何为产妇及家属做出院指导?

1. **居住环境**　保持居室清洁安静,室内空气新鲜,每天开窗通风 2 次,每次 15～30 分钟,温湿度适宜。

2. **心理健康**　积极适应父母角色,合理应对困难,取得社会支持,保持心境平和。

3. **休息和活动**　保证充足的睡眠,与宝宝同步休息,运动量宜逐步增加,产褥期内不宜久站、下蹲和提重物等增加腹压的劳动,以防子宫脱垂。

4. **均衡饮食**　饮食宜营养均衡,荤素搭配。多食富含蛋白质、高维生素、低脂肪的食物,如蛋类、肉类、鱼类、奶类、豆类和蔬菜、水果等。适当多喝汤类如鱼汤、鸡汤等以促进乳汁分泌,不吃生冷酸辣食物,不饮烈酒,不宜吃人参、阿胶等进补,烹调方法宜煮、炖,不油炸。

5. **母乳喂养**　纯母乳喂养 6 个月,之后逐渐添加辅食,母乳喂养最好达 24 个月,有问题及时咨询。

6. 卫生保健 保持口腔清洁卫生,每日早晚用温水轻柔刷牙,饭后漱口。保持会阴部清洁,每日用温水清洗外阴,勤换会阴垫。正常产后血性恶露持续 3~4 天,浆液性恶露持续 10 天左右,如阴道出血量多,或出血时间长,或阴道分泌物有臭味应及时就诊。根据体力恢复情况和卫生情况适时洗澡,洗澡宜淋浴,禁盆浴。

7. 产后锻炼 循序渐进坚持做产后健身操促进身体恢复。

8. 产后检查 产后 42 天母婴到医院体检,以了解产妇身体恢复情况及新生儿生长发育情况。

9. 计划生育 产后 42 天之内禁止性生活,之后根据产后体检情况,恢复正常性生活,注意做好避孕,哺乳期内宜选用工具避孕,如避孕套、宫内节育器。

10. 新生儿照护 见正常新生儿出院护理。

（卢　蓉）

【思考与练习】

1. 产妇张某,经会阴侧切术分娩一男婴,产后如何进行会阴护理?

2. 学习促进母乳喂养成功的十点措施。

3. 如何判断母亲奶量是否满足纯母乳喂养婴儿的需要?

任务四　正常新生儿护理

情境 1　入室评估与护理

产妇李某之子,孕₁产₁孕 40 周顺产,产房观察 2 小时正常,现由产房送入母婴同室病房。

问题 1　作为该产妇的责任护士,你如何对新生儿进行入室评估?

1. 核对身份 核对新生儿的胸牌和识别带,包括床号、住院号、母亲姓名、性别、出生时间等。

2. 健康史 该新生儿母亲本次妊娠过程顺利,阴道自然分娩,孕期及产时无并发症、合并症;无家族性遗传病及传染病史。

3. 出生史 新生儿为男婴,体重 3250g,Apgar 评分 10 分-10 分/1′-5′。

4. 一般检查 观察该新生儿为正常足月儿,发育良好,面色红润,哭声响亮,反应好,外观无明显畸形,皮肤无淤斑、产伤、感染灶。体温 36.8℃、呼吸 42 次/分、心率 136 次/分,节律齐。

5. 头面部 观察头颅的大小、形状,有无产瘤、血肿,该新生儿头顶有一产瘤,约 4cm×4cm 大小。

6. 脐部 新生儿脐部用脐绷带包扎,局部无出血。

7. 肌张力和活动 新生儿肌张力正常,反应好,哭声洪亮。

8. 反射 新生儿的觅食反射、吸吮反射、拥抱反射、握持反射存在。

9. 亲子互动 新生儿的母亲接受母乳喂养,已进行早吸吮 30 分钟。

问题 2　新生儿入室后你应实施哪些即时护理?

1. 环境适宜 母婴同室,室温 22~24℃,湿度 50%~60%为宜,注意保暖。

2. 保证安全 把新生儿放于配有床围的婴儿床上,给予左右交替侧卧,以防呕吐时窒息,床上不放危险用品,注意安全。

3. 持续评估　新生儿面色红润无发绀,囟门平,哭声响亮、婉转,呼吸正常,四肢活动好,肌张力正常,原始反射存在,出生后 24 小时内每 4 小时测体温 1 次正常。

4. 母乳喂养　指导并协助母乳喂养,新生儿吸吮能力佳。

5. 脐部观察　24 小时内反复观察脐部敷料干燥无渗血。

6. 大小便观察　新生儿入室时胎粪已解,2 小时后自解小便,予更换尿布,保持臀部干燥以预防红臀。

情境 2　以家庭为中心的护理

新生儿入室第 2 天晨,一般情况良好,夜间哺乳 3 次,体温正常稳定,准备沐浴。小李夫妇已学过一些关于新生儿照护的知识和技能,希望能付诸实践,亲自参与照料新生儿。

问题 3　新生儿日常护理有哪些?

1. 沐浴　清洁皮肤并作身体评估,新生儿体重 3150g,哭声响亮,反应好,无黄疸,脐部干燥无渗血、红肿,二便已解。

2. 抚触　沐浴后已行新生儿抚触 5 分钟,以后逐渐增加时间。

3. 眼部护理　必要时滴眼液滴眼。

4. 脐部护理　保持脐部清洁干燥。

5. 预防接种　了解新生儿母亲无乙肝病史,新生儿出生后 24 小时内注射乙肝疫苗一次。

6. 母乳喂养　按需哺乳,每天吸吮 6～8 次以上以促进泌乳。

7. 臀部护理　观察大小便情况,及时更换尿布保持臀部清洁,排便后要清洗臀部。

问题 4　如何帮助小李夫妇学会照护新生儿?

1. 鼓励小李夫妇关注新生儿,多进行目光、语言、行为上等交流以增进感情,促进角色适应。

2. 提供学习新生儿照护的相关资料,如宣传手册、音像制品。

3. 讲解新生儿的生理特点,解答疑问,纠正错误认识,让父母能简单辨识正常和异常情况。

4. 通过一对一和小组学习形式讲解和示范怀抱、沐浴、眼部护理、脐部护理、臀部护理、抚触、母乳喂养等知识和技能。

5. 鼓励父母主动照顾新生儿,及时纠正操作的错误,随时提供帮助。

 知识链接

新生儿的生理特点

1. 正常新生儿面色红润,若出现面色青紫、苍白,或哭闹时口周青紫均为异常现象。

2. 新生儿体温可随外环境变化而波动,因其体温调节中枢发育不完善,因此室温保持于 24～26℃,相对湿度在 50%～60% 为宜,衣服、包被应适当,不可过多或过少。

3. 新生儿呼吸浅而快,有时节律不齐,出生后前 2 日 40～60 次/分,2 日后降至 20～40 次/分。

4. 新生儿哺乳后易溢乳,是因为胃呈水平位,容量小,贲门括约肌发育不全,因此哺乳后应将新生儿竖起并轻拍其背部,使其嗳气,防止溢奶。卧位宜取侧卧位,防溢奶时发生窒息。

5. 新生儿出生后几个小时内排小便,出生后最初几日,小便次数不多,母乳充足后每日小便应大于6次。24小时内排墨绿色胎便,胎便一般出生后2~3日排空,之后转变成黄色、糊状大便。

6. 生理性黄疸 出生后2~3天出现皮肤、巩膜轻度发黄,5~6天达高峰,持续4~10天后自然消退,是因为新生儿出生后体内红细胞破坏增加,生成大量间接胆红素,而新生儿肝脏内葡萄糖醛酸转移酶活性不足,不能使全部间接胆红素结合成直接胆红素,排出体外。

情境 3 出院指导

新生儿出生第四天,皮肤轻度黄染,吸吮好,大小便正常。医嘱出院。

问题 5 如何指导小李夫妇进行出院后新生儿护理?

1. 喂养 坚持纯母乳喂养6个月,以后逐步科学的添加辅食,有哺乳问题及时咨询。

2. 沐浴 沐浴时室温26~28℃,水温38~42℃,用手腕部测温较暖即可。沐浴宜选择在喂奶后1小时,或两次喂奶之间,勿使水流入耳内,注意皮肤皱褶处的清洁。

3. 脐部护理 保持脐部清洁干燥,预防感染。用75%乙醇每日消毒一次。消毒顺序:脐带残端根部→脐带残端→脐轮周围。脐带一般3~7天脱落,脱落前后2天有少量出血属正常现象。脐部如有红、肿、臭味应及时就诊。

4. 预防接种 及时办理预防接种证,按时接种。

5. 坚持每日进行婴儿抚触及智护训练,以促进婴儿的身心发育。

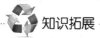 **知识拓展**

新生儿智护训练(0~1个月)

新生儿智护训练通过感知刺激、语言熏陶、情感交流、触觉活动及运动能力训练,促进宝宝各方面能力发展,内容包括:

1. **智力训练**

(1)视觉训练:拿一红色的球,放在距离婴儿眼睛20cm左右的位置轻轻晃动,直到婴儿看到,并从左边慢慢朝右边移动,再从右边到左边重复多次。开始训练时,每次20秒左右,以后逐渐延长到每次1~5分钟。

(2)听觉训练:在耳旁摇铃吸引婴儿,摇铃离婴儿20cm左右,从左到右,再从右到左,来回重复,每次1~2分钟。

(3)视听觉结合训练:用双手托住婴儿后脑勺,眼睛距离婴儿20cm,面部保持微笑,从左到右移动,并亲切地与婴儿说话。

2. **体格训练**

(1)眉毛:从眉心到太阳穴按摩,促进婴儿额骨发育。

(2)鼻翼:自鼻翼两侧从上朝下,促进鼻梁和视觉发育。

(3)胸部:双手从胸部自内朝外从下向上按摩,促进胸骨发育。

(4)腹部:单手掌顺时针按摩,注意力度。

(5)手脚:双手倒八字或圆弧形按摩婴儿手(脚)心,轻轻拉手指或脚趾,脚部涌泉穴可以按摩。

(6)俯卧抬头训练:将婴儿双臂合在一起,一手抓住,另一手轻轻翻转婴儿使其趴着,并使婴儿双臂支撑自己身体。大人双手托住婴儿上胸部,帮助婴儿抬头,重复多次。

(7)上肢操:婴儿双臂平伸,先屈曲再上举,平伸后再下举。

(8)下肢操:双手抓住婴儿脚踝,屈膝向前,两腿交替进行。

(卢　蓉)

【思考与练习】

1. 如何区分生理性黄疸与病理性黄疸?

2. 女婴出生后第 5 天,换尿片时发现其阴道口有少量的血性分泌物,请问该现象是否正常? 如何对产妇及家属进行健康教育与指导?

项目二

异常孕产妇的护理

任务一 自然流产患者的护理

患者杨某,女性,35 岁,已婚,初中文化,因"停经 53 天,阴道流血半天"收住入院。

患者平素月经规律,末次月经 2013 年 4 月 15 日,5 天干净,经量正常。停经 35 天,门诊尿妊娠实验阳性,血绒毛膜促性腺激素(HCG):2317IU/L。今天早上无明显诱因下出现少量阴道流血伴下腹隐痛,无血块,无肉样组织及水泡状组织排出。生育史:1-0-3-1。

体格检查:腋温 36.5℃,脉搏 76/分,呼吸 19 次/分,血压 136/87mmHg,腹软,无压痛、反跳痛,会阴垫上见少量暗红色血液。因患者年龄偏大,强烈要求保胎,未做妇科检查。

辅助检查:急诊 B 超提示:"宫内早孕"。血 HCG:52317IU/L;血常规提示:白细胞计数 $7.5×10^9$/L,血红蛋白 110g/L,红细胞计数 $5.0×10^{12}$/L;C-反应蛋白 6.5mg/L。

入院诊断:早孕,先兆流产。

 知识链接

各型流产的鉴别

流产类型	病史			妇科检查	
	出血量	下腹痛	组织物排出	宫颈口	子宫大小
先兆流产	少	无或轻	无	闭	与妊娠大小相符
难免流产	中等→多	加剧	无	扩张	相符或略小
不全流产	少→多	减轻	部分排出	扩张或有组织物堵塞或闭	小于妊娠大小
完全流产	少→无	无	全部排出	闭	正常或略大

情境 1 保胎护理

问题 1 如果你是责任护士,应如何对该患者进行身心整体护理?

1. 妥善安置 要求患者卧床休息,保持室内安静,减少陪客数,限制探视人员,以减少对患者的干扰。

19

2. 营养及饮食　增加营养,高蛋白高维生素饮食,多吃新鲜蔬菜水果和粗纤维食物,保持大便通畅。

3. 严密观察病情　监测生命体征,密切观察腹痛及阴道流血情况,注意阴道流血的量、颜色、性状、排出液中是否有组织物。

4. 正确用药　遵医嘱给予黄体酮 40mg 肌内注射。

5. 正确留取标本,及时送检,并关注检查结果,特别应动态观察血 HCG 的变化,以了解保胎治疗的效果,观察血常规及 C-反应蛋白,监测感染情况。

6. 预防感染　保持床单位整洁,清洁会阴每日两次,勤换消毒会阴垫,保持外阴清洁。

7. 解释与沟通　向病人及其家属解释疾病治疗的配合、预后等相关知识,解答疑问,消除不必要的顾虑,缓解其紧张情绪。

情境 2　难免流产的护理

入院第五天,患者精神紧张,主诉阴道流血增多,腹痛加剧。

问题 2　你考虑患者病情发生了什么变化? 需要进一步收集哪些资料?

患者阴道流血增多,腹痛加剧,考虑难免流产可能。需进一步收集以下资料:

1. 腹痛及阴道流血情况　患者腹痛加剧,阴道流血同月经量,鲜红色,有小血块,无组织物排出。

2. 妇科检查　宫颈口扩张,子宫大小与停经月份相符。

3. 生命体征　腋温 36.7℃,脉搏 85/分,呼吸 20 次/分,血压 135/88mmHg。

4. 辅助检查　血 HCG1242.4 IU/L。B 超提示难免流产。

5. 心理及社会评估　患者情绪低落,但能积极配合治疗。

经过上述评估,诊断为难免流产,医嘱立即行清宫术。

问题 3　作为责任护士,你应如何做好清宫术护理?

1. 向患者及家属介绍手术的目的和经过,介绍小手术室环境,消除其恐惧情绪。

2. 测量体温、血压、呼吸和脉搏。

3. 协助患者排尿,更换手术衣裤,轮椅推送患者至小手术室。

4. 备好手术包、缩宫素等手术物品和药品。

5. 协助取膀胱截石位,消毒会阴。

6. 手术时倾听患者主诉,观察患者的反应,并做好术中配合工作,留取病理标本送检。

7. 术后协助患者穿好衣裤,观察无异常后用轮椅送患者回病房。床铺设中单,协助患者取舒适体位休息。

8. 观察腹痛及阴道流血的量及性状。

9. 遵医嘱给予抗生素口服预防感染。

10. 安慰患者,缓解其焦虑、失落情绪。

11. 指导患者增加营养,高蛋白高维生素饮食,适当多吃含铁丰富的食物,如瘦肉、菠菜等。

12. 指导注意个人卫生,保持外阴清洁,给予会阴护理每日两次。

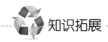 知识拓展

人工流产

妊娠 3 个月内采用人工或药物方法终止妊娠称为早期妊娠终止,也可称为人工流产。用来作为避孕失败意外妊娠的补救措施,也用于因疾病不宜继续妊娠、为预防先天性畸形或遗传性疾病而需终止妊娠者。人工流产可分为手术流产和药物流产两种方法。常用的方法有负压吸引人工流产术、钳刮人工流产术和药物流产术。

负压吸引术适用于妊娠 10 周以内。主要采用负压电吸引的方法,吸出早期妊娠产物即胚囊与蜕膜组织,称为人工流产负压吸引术或简称负压吸引术。人工流产术中并发症有:术中子宫出血、人工流产综合征、子宫穿孔、漏吸或吸空、羊水栓塞。术后早期并发症有:吸宫不全、感染、宫腔积血、宫颈管或宫腔粘连。术后远期并发症有:月经紊乱、慢性生殖器炎症(慢性盆腔炎)、继发不孕、子宫内膜异位症、再次妊娠分娩的影响及部分患者产生心理问题。

药物流产的优点是方法简便,不需宫腔操作,无创伤性。20 世纪 90 年代以来,药物流产的药物日臻完善,比较成熟和常用的是米非司酮和前列腺素的方法,完全流产率达 90% 以上。适应证:①确诊为正常宫内妊娠(末次月经停经天数≤49 天),自愿要求使用药物终止妊娠的健康妇女,年龄 18～40 岁;②高危人流的对象,比如生殖器官畸形(残角子宫除外)、严重骨盆畸形、子宫极度倾屈、宫颈发育不全或坚韧子宫、瘢痕子宫、多次人工流产等。(注意:这部分患者即使选择药物流产也有药流高危因素,相对药物流产的失败率和流产后出血的几率要高于没有高危因素的患者);③对手术流产有顾虑或恐惧心理者。药物流产并发症有:感染、不全流产、月经失调以及对再次妊娠的影响(未婚妇女如多产、反复流产,可造成子宫内膜反复受损。妊娠时,易发生前置胎盘,可引起产前产时大出血,也有些妇女由于多次人工流产而出现习惯性流产,甚至继发不孕)。

情境 3　出院指导

患者清宫术后 2 天,无腹痛,少量阴道流血,色暗,无血块,情绪稳定,准备出院。

问题 4　如果你是责任护士,应如何为该患者做好出院指导?

1. 增加营养,高蛋白、高维生素饮食,多吃新鲜蔬菜水果及粗纤维食物,保持大便通畅,避免用力用腹压。

2. 注意个人卫生,保持外阴清洁,禁止盆浴 2 周,禁止性生活 1 个月,半年后方可再次妊娠,建议用避孕套避孕。

3. 遵医嘱按时服药。

4. 告知患者注意腹痛及阴道流血情况,如有发热、腹痛、阴道流血增多、有臭味或 10 天未净,及时回院就诊。

5. 注意休息,适当活动与锻炼,保持情绪稳定,心情舒畅。

6. 门诊随诊,1 个月后回院复查。

(胡　波)

【思考与练习】

1. 流产的病因有哪些?

2. 何谓稽留流产?

3. 如何预防人工流产综合反应?

任务二　异位妊娠患者的护理

情境1　急诊手术准备

患者刘某,女性,26岁,已婚,因"停经43天,左下腹痛3小时,晕厥1次"急诊入院。

问题1　如果你是当班护士,应如何快速作出护理评估?

1. 简要询问病史　患者平素月经规律,14 4-5/28-30,量中,色暗红,无血块,无痛经,末次月经2013年6月2日,量同以往,4天净,停经后无明显恶心、呕吐等早孕反应,今晨起床时突感左下腹撕裂样疼痛,难以忍受,遂卧床休息,仍感左下腹疼痛,持续性,肛门坠胀,恶心未吐,头昏乏力,如厕时晕厥一次,由丈夫急送医院。患者24岁结婚,生育史0-0-1-0。

2. 快速进行有针对性的护理体检和配合医生体检获得资料　患者入院时体温36.3℃,脉搏110次/分、呼吸22次/分、血压86/60mmHg,神志清醒,痛苦貌,面色苍白,四肢湿冷,下腹部肌紧张、压痛、反跳痛,以左侧为甚。妇科检查:外阴正常,阴道有少许血迹,阴道后穹隆饱满,宫颈举痛,子宫正常大小,双侧附件触诊不满意,左侧压痛明显。

3. 配合医生做好必要的辅助检查　急诊阴道B超:左侧附件$5.0cm \times 6.0cm$不均质包块,盆腔积液。阴道后穹隆穿刺:抽出暗红色不凝血3ml。尿妊娠试验:阳性。血常规:血红蛋白78.0g/L,红细胞计数2.7×10^{12}/L,白细胞计数8×10^9/L,中性粒细胞百分比64%。血HCG 3281.4IU/L。

4. 心理社会评估　因突发重病,患者及其丈夫都有紧张、恐惧情绪,对疾病认识不足,但能配合治疗。

入院诊断:输卵管妊娠破裂(左侧)? 失血性休克,贫血(中度)。

问题2　目前护士应如何护理该患者?

1. 协助取中凹卧位,有利于下肢静脉血液回流,增加回心血量。

2. 保暖,予吸氧2~4L/min,以提高动脉血氧分压,改善细胞缺氧。

3. 立即建立两路静脉通道,快速输液,做好输血准备,补充血容量。

4. 严密观察神志、面色、血压、脉搏、呼吸、皮肤颜色、肢温、尿量、腹痛等以掌握病情。

5. 同时快速做好剖腹探查术前准备以尽快手术止血。

(1)配合医生说明手术的必要性,解答疑虑,消除恐惧,取得配合。

(2)指导术前禁食、禁饮。

(3)留取血标本快速送检测定出凝血时间、凝血酶原时间、血型、备血等。

(4)清洁手术野皮肤,协助穿清洁手术衣裤。

(5)予留置导尿以利于手术野清晰和病情观察,尿量约200ml,色黄。

(6)嘱家属为其取下首饰、手表等贵重物品带回。

(7)遵医嘱给予麻醉前用药。

(8)备好病历,用平车送患者至手术室,与手术室护士交接。

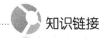 知识链接

异位妊娠的治疗

手术治疗适用于：①生命体征不稳定或有腹腔内出血征象者；②诊断不明确者；③异位妊娠有进展者；④随诊不可靠者；⑤药物治疗禁忌者。手术治疗分为保守性手术和根治性手术。保守性手术是保留患侧输卵管，适用于有生育要求的年轻妇女，特别是对侧输卵管已切除或有明显病变者；根治性手术是切除患侧输卵管，适用于无生育要求的输卵管妊娠内出血并发休克的急症患者。药物治疗主要适用于早期输卵管妊娠、要求保存是生育能力的年轻患者，条件是：①无药物治疗的禁忌症；②输卵管妊娠未发生破裂；③妊娠囊直径≤4cm；④血 hCG＜2000IU/L；⑤无明显内出血。常用药物为甲氨蝶呤（MTX）。

 知识拓展

腹腔镜技术在异位妊娠的应用

腹腔镜检查被视为异位妊娠诊断的金标准，适用于输卵管妊娠尚未破裂或流产的早期。有大量腹腔内出血或伴有休克者，禁止行腹腔镜检查。早期异位妊娠患者，腹腔镜下可见患侧输卵管肿大，表面紫蓝色，腹腔内无血液或有少量血液，可在腹腔镜确诊的情况下行手术治疗，如输卵管切开去除胚胎术、输卵管切除或部分切除术等，并且能观察和纠正腹腔内其他病变，以减少再次异位妊娠的发生率。腹腔镜手术已成为治疗异位妊娠的主要方法。

情境2 手术后护理

2小时后，患者刘某手术结束，被用平车送回病房，当班护士马上迎接。

问题3 如果你是当班护士，如何快速作出手术后的评估？

1. 简要了解患者术中情况 通过与麻醉师、手术护士、手术医生交接，查看手术记录等方式了解，患者在持续硬膜外麻醉下行左侧输卵管切除术，术中生命体征基本平稳，出血共约1500ml，行自体输血，尿量约200ml，手术经过顺利。术后诊断：输卵管妊娠破裂（左侧）、失血性休克、贫血（中度）。

2. 进行针对性的护理体检了解患者即时情况 患者神志清醒，对答正确，面色苍白，脉搏90次/分、呼吸18次/分、血压100/60mmHg，下腹部伤口敷料干燥，无腹腔引流管，留置导尿管通畅，尿量约300ml，色淡黄，背部麻醉穿刺部位敷料干燥，骶尾部皮肤正常，两条静脉输液通道均通畅，其一正在输血中，携带静脉镇痛装置。

 知识拓展

自 体 输 血

自体输血是指输入病人自己预先储存的血液或失血回收的血液。其优点在于不会出现免疫反应，也无需担心感染经血液传播的疾病，还可以缓解血源紧张的矛盾。自体输血的形式主要有：

1. 回收式自体输血 将患者外伤、手术过程中流失的血液用自体输血装置，抗凝和

过滤后再回输给病人。

2. 稀释式自体输血 手术前自体采血,用血浆增量剂去交换失血,因而病人的血容量保持不变,而血液处于稀释状态,所采取的血,可在手术中或手术后回输。

3. 预存式自体库血 在手术前定期反复采血贮存,然后在手术时或急需时回输。

问题4 手术后应如何护理该病人?

1. 准备好麻醉床、监护仪、吸氧装置等以快速接待手术后患者。

2. 协助取平卧位6小时,之后血压平稳者取半卧位,有利于引流和减轻伤口疼痛,并鼓励患者早期活动,循序渐进增加活动量。

3. 观察患者神志、面色、血压、脉搏、呼吸、体温等以便及时发现病情变化。

4. 评估伤口疼痛轻,疼痛评分4分,伤口无渗血渗液等异常情况。

5. 妥善固定导尿管,保持通畅,观察尿量、颜色和性状,术后1～2天拔除导尿管。

6. 保持静脉通道通畅,遵医嘱用药。妥善固定镇痛泵装置,保持畅通有效,教会病人及家属镇痛泵的使用。

7. 指导禁食6小时后逐步进食无乳流质、半流质、普食,注意加强营养,增加摄入含蛋白质、铁、维生素丰富的食物。

8. 观察阴道流血量如经量,颜色暗红,无血块,保持外阴清洁。

9. 遵医嘱留取标本复查血常规、血 β-HCG 等。

10. 注意患者的心理反应,帮助合理应对手术创伤,争取社会支持。

情境3 出院指导

患者术后5天,一般情况良好,体温37℃,脉搏84次/分,呼吸18次/分,血压104/66mmHg,无腹痛不适,少量阴道流血,腹部切口愈合佳。昨日复查血常规:血红蛋白108g/L,HCG 18.2IU/L,医嘱今日出院。

问题5 作为责任护士你如何为患者做出院指导?

1. 注意休息,避免剧烈运动和劳累。

2. 加强营养,适当增加富含蛋白质、铁质的食物,如瘦肉、禽蛋等。

3. 保持心态平和,积极乐观。

4. 注意个人卫生,保持外阴清洁,禁性生活1个月。

5. 术后1个月复诊。

6. 准备再次妊娠前做好避孕工作,如用避孕套。妊娠前先到医院检查输卵管通畅度等情况,停经后要及时就诊。

(胡成巧)

【思考与练习】

1. 输卵管妊娠的病因有哪些?

2. 异位妊娠患者药物保守治疗时应如何护理?

3. 如何鉴别流产和异位妊娠?

任务三 妊娠期高血压疾病患者的护理

情境1 入院护理

患者张某,女性,30岁,已婚,小学文化,因"停经35周,头晕、眼花2天,全身抽搐1次"由平车急诊送入病房。

问题1 作为接诊护士,如何快速进行入院护理评估?

1. 简要询问病史

(1)发病经过:患者停经35周,自觉头晕、视物不清2天,30分钟前在做家务时突然跌倒在地,神志不清,全身抽搐,口吐白沫,持续约1分钟,抽搐停止后呕吐1次,为胃内容物,随即由救护车紧急送入院。

(2)专科及治疗情况:患者平素月经规律,末次月经2013年1月10日,量如以往,3天净。停经50天在当地卫生院检查,B超提示宫内早孕。孕期未定期产前检查,孕7个月开始出现下肢水肿,逐渐蔓延至会阴、腹部,曾到卫生院检查,测血压145/95mmHg,给予口服降压药治疗,但患者未按时服药及复诊。

(3)既往史:患者2010年曾足月自然分娩一女婴,产时血压偏高,产后恢复正常。无慢性肾炎、糖尿病及癫痫病史。

2. 身体评估 患者身高152cm,体重72kg,子痫面容,全身水肿,意识模糊、烦躁,无摔伤及唇舌咬伤,无皮肤、巩膜黄染。测腋温37.2℃,脉搏95次/分,呼吸22次/分,血压185/120mmHg,心肺听诊无异常,无上腹肌紧张及压痛。专科检查:宫高29cm,腹围98cm,头先露,胎心154次/分,无宫缩,无阴道流血流液。

3. 辅助检查 血常规:血红蛋白88g/L,白细胞计数9.2×10⁹/L,血小板计数128×10⁹/L,C-反应蛋白18.2mg/L;尿常规:尿蛋白(++++);肝肾功能:总蛋白49.5g/L,白蛋白22.8g/L,球蛋白26.7g/L,谷丙转氨酶128U/L,谷草转氨酶96U/L,肌酐118umol/L,尿素氮6.5mmol/L。

4. 心理及社会评估 患者及家属对妊娠高血压疾病的认识不足,缺乏应对机制及社会的支持系统。

入院诊断:孕3产1孕35周,子痫,轻度贫血,低蛋白血症。

 知识链接

子痫的临床特点

孕产期抽搐最常见的疾病为子痫,它是妊娠期高血压疾病的一种严重临床类型,常发生于妊娠5个月以后,由子痫前期进一步发展而来。临床特点为在高血压、蛋白尿等子痫前期临床表现基础上,出现抽搐或昏迷。子痫抽搐进展迅速,前驱症状短暂,表现为抽搐、面部充血、口吐白沫、深昏迷;随之,很快发展成典型的全身高张阵挛惊厥、有节律的肌肉收缩和紧张,持续1~1.5分钟,其间呼吸暂停;此后抽搐停止,呼吸恢复,患者仍昏迷,最后意识逐渐恢复。抽搐和昏迷的发生应与癫痫、脑炎、脑肿瘤、脑出血、糖尿病高渗性昏迷、低血糖昏迷等疾病相鉴别。

问题2 如何对该患者进行整体护理？

1. **妥善安置** 立即通知医生并将患者安置在单人监护病房,暗室布置,保持室内安静,避免声、光刺激,以免诱发抽搐。

2. **减少干扰** 患者绝对卧床休息,限制探视人员。治疗及各种操作动作轻柔、相对集中,以减少对孕妇的干扰。

3. **吸氧** 保持室内空气新鲜,持续低流量氧气吸入。

4. **防止外伤及窒息** 床头备好抢救物品,如开口器、舌钳、压舌板、电动吸痰器及各种急救药品。拉好床档,适当约束带约束,防止患者抽搐及躁动时坠床或意外拔除留置管。患者头偏向一侧,及时清理呼吸道分泌物,防止舌根后坠或呕吐物吸入堵塞呼吸道造成窒息。有活动义齿要取出,防止脱落、吞入。抽搐时口腔内放置开口器或缠纱布的压舌板,以防舌咬伤。

5. **严密观察病情** 专人护理,建立重症护理记录单,给予心电监护,监测血压、脉搏和呼吸情况,严密观察患者抽搐次数、昏迷时间,注意有无脑出血、肺水肿、急性肾衰竭、凝血功能障碍等并发症发生。

6. **及时正确给药** 开放静脉通路,按医嘱使用镇静、解痉、降压药物。注意观察药物治疗效果及不良反应,一旦出现异常情况,及时报告医生进行处理。

7. **产科护理** 检查胎位,监测胎心,观察有无子宫收缩、子宫壁紧张、阴道流血等情况,以便早期发现胎盘早剥、胎儿宫内窘迫、急产等。抽搐控制后一般2小时可终止妊娠,按医嘱做好剖宫产术前准备。

8. **防止压疮** 加强生活护理,每2小时一次协助翻身,观察受压部位皮肤血液循环情况。

9. **解释与沟通** 及时向家属说明病情的严重性,让家属有充分的心理准备,以免引起医患纠纷。

问题3 医嘱:25％硫酸镁20ml加入10％葡萄糖注射液20ml静脉缓慢推注,再给25％硫酸镁60ml加入5％葡萄糖注射液500ml静脉滴注,你该如何执行?

1. 用药前先对患者进行评估,除评估血压外,还应注意以下事项:
(1)检查膝反射必须存在;
(2)呼吸不少于16次/分;
(3)每小时尿量不少于17ml;
(4)治疗时应备好解毒药物——10％葡萄糖酸钙。

2. 确认医嘱有效后,按医嘱准确配制药液。

3. 严格执行给药的三查七对,两种方法识别患者身份(开放式提问、核对患者腕带)。

4. 按注射操作流程规范给药,并向患者或家属交代注意事项。硫酸镁首次负荷剂量以5~10分钟缓慢静脉注入为宜,可用微泵注射,继而25％硫酸镁60ml加入5％葡萄糖注射液500ml静脉滴注,滴注速度2g/h,以6~8小时输入为宜(25~30滴/分)。

5. 输液期间,密切观察滴速、血压及患者的一般情况,注意监测血清镁离子浓度,发现异常,及时报告医生处理。

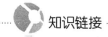 知识链接

硫酸镁的药理作用和不良反应

硫酸镁是治疗妊娠期高血压疾病的首选药物,具有解痉、镇静、降压、消除脑水肿、改善缺氧的作用,可用于预防子痫、控制子痫抽搐和再发作,对胎儿无不良影响。由于硫酸镁有效治疗镁离子浓度(1.8～3.0mmol/L)与血清镁离子中毒浓度(>3.5mmol/L)十分接近,因此静脉滴注硫酸镁时,应加强巡视,严格掌握药物剂量及滴注速度,以1～2g/h为宜,24小时用量25～30g。镁离子中毒可依次出现膝反射减弱或消失、全身肌张力下降、呼吸抑制,严重出现心跳骤停。

情境2 剖宫产术前准备与交接

患者经过入院治疗,病情暂时得到控制,意识逐渐清醒,血压波动在140～160/85～95mmHg,自觉头晕、视物模糊。因"产前子痫"拟在持续硬膜外麻醉下行子宫下段剖宫产术。

问题4 如何为该患者做好术前准备?

1. 配合医生向患者及其家属说明剖宫产手术的必要性,了解患者的心理动态,解答疑虑,取得理解与配合。

2. 剖宫产术前8小时禁食、4小时禁饮,该患者多次呕吐,未曾饮水、进食。

3. 关注各项检查、检验是否完善,如心电图、B超、血常规、血型、凝血功能等,交叉配血并备血。

4. 做好术前皮肤准备,更换清洁手术衣裤。

5. 督促患者取下首饰、手表等物品,并妥善保管。

6. 按医嘱做好药物过敏试验,准备术中用药。

7. 保持留置导尿通畅。

8. 联系新生儿科,做好早产儿抢救准备。

问题5 做好术前准备后,如何进行该患者的转运与交接?

1. 转运前电话通知手术室,简要介绍病情,告知需要准备的设备与物品。

2. 评估患者一般情况,测体温、脉搏、呼吸、血压,听诊胎心,检查术前准备是否完善,留置导尿是否通畅。

3. 整理并携带病历、术中用药,根据病情携带必要的抢救物品(如氧气枕、开口器、拉舌钳、简易呼吸皮囊等)。妥善固定输液管路,夹闭导尿管。

4. 核对患者身份,再次检查病历、用物,填写手术交接单。

5. 选择合适的转运工具(平车),护送患者至手术室。

6. 与手术护士详细交接病情、用药、留置管、患者的心理及要求等。

情境3 剖宫产术后护理

该患者持续硬膜外麻醉下行子宫下段剖宫产术,术后由手术室护士送回病房,新生儿因"早产儿、新生儿窒息"转儿科治疗。

问题6　作为责任护士,你将如何对该患者进行术后首次评估?

1. 了解手术情况　通过手术室护士了解:该患者手术经过顺利,术中血压维持 140～158/86～108mmHg、出血约 800ml,补液 1000ml,宫体注射及静脉滴注缩宫素 40U。

2. 身体评估　患者神志清,全身水肿,测腋温 37.4℃,脉搏 90 次/分,呼吸 19 次/分,血压 155/92mmHg,自觉头晕、眼花。子宫收缩良好,宫底平脐,恶露量如月经,色暗红。腹部切口敷料干燥。双侧乳房软,无乳汁分泌。右侧颈静脉置管,深度 12cm,输注通畅,穿刺部位无红肿。携带自控镇痛装置,疼痛评分 3 分。留置导尿通畅,尿量约 300ml,尿色清。

3. 跌倒、压疮风险评估　跌倒危险因素评分 7 分,压疮危险因素评分 17 分。

4. 心理及社会评估　丈夫陪伴在旁,主要担心疾病的预后及新生儿的安危,缺乏应对能力。

问题7　如何为该患者做好术后护理?

1. 环境　安置患者于安静、舒适的单人监护室,避免声、光刺激。患者存在跌倒危险,床头悬挂高危跌倒牌,拉好床档,防止坠床。

2. 体位　术后 6 小时去枕平卧或垫平枕,保持呼吸道通畅,防止呕吐物、分泌物呛入气管引起窒息或吸入性肺炎。6 小时后病情稳定可取半卧位,以降低腹部切口张力,减轻疼痛,同时有利于呼吸、咳嗽、排痰,减少术后肺部并发症发生。定时翻身、肢体活动,防止压疮及下肢静脉血栓,促进术后恢复。

3. 严密监护　密切观察患者意识,监测生命体征,定时按压宫底,观察宫底高度、子宫软硬度、恶露量和性状,以及时发现产后出血。

4. 用药护理　按医嘱使用解痉、降压、利尿及宫缩剂等药物,观察药物治疗效果及不良反应。硝酸甘油注射期间应严密监测血压,及时调整给药的速度和剂量。注意补液速度,防止急性肺水肿的发生。

5. 导管护理　妥善固定各导管,保持管道通畅,观察穿刺部位有无红肿、渗出、置管深度,注意尿量、尿色及性状并及时记录。

6. 切口护理　观察切口有无出血、渗液等异常情况,保持切口敷料干燥。

7. 会阴护理　每日清洁会阴 2 次,勤换会阴垫。

8. 疼痛护理　运用视觉模拟评分法(VAS)对患者进行疼痛评分,指导患者及其家属正确使用自控镇痛装置。6 小时后采取半卧位并用腹带固定切口,以减轻疼痛。

9. 营养及饮食　术后禁食 6 小时,根据病情流质饮食(避免摄入牛奶、豆浆等产气食物)。肛门排气后,改为半流质,以后逐渐过渡到普通饮食。饮食宜清淡、易消化、高热量、富含蛋白质及维生素。

10. 乳房护理　保持乳房清洁,每日观察乳汁分泌情况。因母婴分离,协助应用吸乳器吸奶或徒手挤奶,排空乳房以保持泌乳。

11. 并发症护理　密切观察病情,协助各项检查,及时、正确送检血、尿标本,及早发现并处理脑出血、肺水肿、急性肾衰竭、凝血功能障碍、视网膜剥离、HELLP 综合征等严重并发症。同时积极预防和处理腹胀、便秘及尿潴留等术后常见并发症。

12. 心理护理　安抚和鼓励患者,解释治疗的目的及重要性,适时告知新生儿的近况,使其解除思想顾虑,积极配合治疗。

情境 4　出院指导

该患者术后第 7 天,神志清醒,精神状态良好,能下床活动。体温 36.4℃,脉搏 84 次/分,呼吸 18 次/分,血压 122/80mmHg,无头晕、眼花等自觉症状。水肿(＋),尿蛋白(－)。切口愈合良好,宫底耻骨联合上三横指,浆液性恶露,量少。医嘱:明日出院。

问题 8　如何为该患者做好出院指导?

1. 告知患者继续保证合理的营养,摄入含蛋白质及铁丰富的食物。注意劳逸结合,保持心情舒畅。

2. 注意个人卫生,保持外阴和腹部切口清洁。

3. 定期监测血压,复查血常规、尿常规。

4. 强调母乳喂养的重要性,教会患者母乳喂养的方法及在婴母分离时如何保持泌乳。

5. 产后 6 周禁止性生活,指导患者选择合适的避孕方法。

6. 产后 42 天携婴儿一起到医院进行产后体格检查,以便了解母体产后恢复状况及婴儿的生长发育情况。

 知识拓展

HELLP 综合征

HELLP 综合征是妊娠期高血压疾病的严重并发症,该病以溶血、肝酶升高及血小板减少为特点,常危及母儿生命。其主要病理改变与妊娠期高血压相同,但发展成 HELLP 综合征的启动机制尚不清楚,可能与自身免疫机制有关。该病可发生于妊娠中期至产后数日任何时间,70％发生于产前。常见主诉为右上腹或上腹部疼痛、恶心、呕吐、全身不适等非特异性症状,少数可有轻度黄疸,查体可发现右上腹或上腹肌紧张,水肿显著。若凝血功能障碍严重可出现血尿、消化道出血。多数患者有重度妊娠期高血压疾病的基本特征。HELLP 综合征孕产妇可并发肺水肿、胎盘早剥、产后出血、弥散性血管内凝血(DIC)、肾衰竭、肝破裂等,同时因胎盘供血、供氧不足,胎盘功能减退,可导致胎儿生长受限、死胎、死产、早产。多器官功能衰竭(MODS)及弥散性血管内凝血(DIC)是 HELLP 综合征最主要的死亡原因。

(余丽华)

【思考与练习】

1. 试绘制妊娠期高血压疾病的病理生理图。

2. 妊娠期高血压疾病的高危因素有哪些?

3. 简述妊娠期高血压疾病对母儿的影响。

4. 初孕妇,妊娠 39 周,自觉头晕 3 天就诊,以往无肾病、高血压病史。体格检查:体温 37.0℃,脉搏 100 次/分,呼吸 19 次/分,血压 160/105mmHg。妊娠腹形,宫高 35cm,腹围 98cm,无宫缩,胎方位 LOA,胎心 144 次/分,双下肢水肿(＋＋),尿蛋白(＋＋＋)。请问该病例属妊娠期高血压疾病的哪一种类型?该如何进行护理?

任务四 前置胎盘患者的护理

情境1 入院护理

患者张某,女性,29岁,已婚,因"停经30^{+2}周,阴道流血3小时",急诊步行入院。

问题1 患者入院时应重点评估哪些内容?

1. **病史评估** 患者平素月经规律,停经后无明显不适,孕期未定期产检。5天前曾有少量阴道流血,无腹痛,休息后流血停止,未予重视。3小时前无明显诱因下再次出现阴道流血,呈间歇性,色鲜红,估计出血量为150ml。无腹痛,无阴道流液,遂急诊步行入院。婚育史:27岁结婚,0-0-2-0,人工流产两次,最后一次在此次妊娠前三个月。

2. **体格检查** 患者入院时神志清醒,轻度贫血貌,体温36.7℃、脉搏92次/分,呼吸18次/分,血压122/76mmHg。产科检查:宫高28cm,腹围93cm,胎位LOA,胎先露浮,胎心147次/分,耻骨联合上方可听到胎盘血管杂音。无宫缩,有间歇性阴道流血,色鲜红,无血块,无阴道流液。未进行肛门和阴道检查。

3. **辅助检查** B型超声提示"部分性前置胎盘"。血常规:血红蛋白92g/L,白细胞计数$10.1×10^9$/L,中性粒细胞百分比76%,快速C反应蛋白8mg/L。

4. **心理社会评估** 张某某及其家属因孕期反复阴道出血均高度紧张和焦虑,既担心孕妇的健康,更担心胎儿宫内的安危。

入院诊断:孕$_3$产$_0$孕30^{+2}周LOA;部分性前置胎盘;轻度贫血。

问题2 作为责任护士应如何接待该患者?

1. 将患者安置于安静的病房,绝对卧床休息,取左侧卧位,间断吸氧,以提高动脉血氧含量,改善胎盘的氧供。

2. 开放静脉通路,遵医嘱给予补液、抑制宫缩、止血及预防感染等治疗,注意观察药物治疗效果及不良反应,一旦出现异常情况,及时处理。

3. 病情观察

(1)严密观察阴道流血情况,使用计血量垫,准确评估出血量。

(2)观察生命体征,注意神志、面色、肢体温度和尿量的变化,及时发现早期休克。

(3)密切观察有无宫缩,监测胎心及胎动情况,必要时给予胎儿电子监护。

4. 配合做好辅助检查,留取各项化验标本并及时送检,必要时配血备用。

5. 鼓励家属陪伴,向患者及家属讲解疾病的基本知识,告知患者及胎儿目前的状况和治疗护理方案,以便取得理解与配合,减少不必要的紧张。

 知识拓展

妊娠晚期阴道出血的鉴别诊断

1. **前置胎盘** 典型症状是无明显诱因、反复出现的无痛性阴道流血,B型超声检查准确率可达98%。

2. **胎盘早剥** 分三度:Ⅰ度往往症状较轻,多发生在分娩期,无腹痛或轻微腹痛,多在产后检查胎盘时发现。Ⅱ度可持续腹痛,疼痛程度与胎盘后壁出血量成正比,子宫比妊娠周数大,随胎盘后血肿的增大,宫底也随之升高,压痛加剧。Ⅲ度子宫多处于紧张状态,子宫收缩间歇期不能放松,子宫硬如板状,因此胎位触摸不清。胎儿多因出血多、严重缺氧等,致严重宫内窘迫或死亡,胎心音多已消失;同时伴恶心、呕吐及休克的症状。B超检查可发现有无早剥、胎盘后血肿、剥离面大小。产后检查胎盘也可确诊。

3. 前置血管破裂　正常脐带应附着在胎盘上,如果脐带附着在胎膜上,血管在胎膜上呈扇形分布进入胎盘,胎膜上的血管通过子宫下段或跨越子宫颈内口,位于胎先露的前方,分娩时先露的脐血管常随羊膜破裂引起产前出血,是产科罕见的出血原因,是胎儿出血的类型,少量出血就可出现胎儿宫内窘迫,胎儿电子监护可见正弦波。因此胎儿死亡率很高,需快速诊断。

4. 子宫破裂　特别是瘢痕子宫患者高发,典型症状是阴道出血、疼痛、宫缩消失、胎心消失、先露衔接消失、患者腹部可清楚触及胎儿肢体,伴患者心动过速、低血压等休克症状。

5. 其他　如见红、宫颈病变、阴道损伤等。

情境 2　期待疗法的护理

患者入院时评估出血量约 150ml,入院后阴道流血减少,偶有宫缩,强度弱,行期待疗法。

问题 3　该患者行期待疗法,应该如何护理?

1. 绝对卧床休息　左侧卧位,提高子宫-胎盘血流灌注量,增加胎儿氧供与营养。适当床上活动,防止下肢深静脉血栓。

2. 避免刺激　腹部检查时动作要轻柔,禁止阴道检查和肛门检查,避免刺激乳头诱发子宫收缩。

3. 生活照料　随时提供帮助,把生活用品放在患者伸手可及之处,方便患者取用。

4. 饮食指导　饮食宜清淡易消化,适当补充含铁丰富的食物,如瘦肉、黑木耳、黑豆等;多喝水,多进食粗纤维的食物,保持大便通畅。

5. 会阴护理　每日擦洗会阴 2 次,排便后及时清洗,指导患者使用消毒会阴垫,保持外阴清洁、干燥,预防感染。

6. 病情观察　监测生命体征,注意宫缩、胎心和阴道流血情况;教会患者自数胎动,如有异常及时报告并配合医生处理;关注血常规、C-反应蛋白、胎儿宫内生长发育状况等。

7. 遵医嘱用药　给予宫缩抑制剂、止血药和抗生素等药物治疗,及时观察药物疗效和副作用。

8. 建立良好的护患关系　向患者解释疾病相关知识,听取患者的倾诉,鼓励其说出内心感受,以免精神紧张诱发宫缩。告知病情及治疗方案,使患者树立保胎的信心,积极配合治疗。

问题 4　医嘱给予盐酸利托君针 100mg 加入 5% 葡萄糖液 500ml 静脉滴注,如何执行该医嘱?

1. 双人核对医嘱,保证医嘱正确、有效。

2. 用药前评估患者病情,监测血压、心率、血糖等,排除药物使用禁忌证。告知患者药物名称、主要的作用及用药时可能出现的不适,如心跳加快、胸闷、心慌、颤抖等,切勿自行调节滴数。

3. 行外周静脉穿刺置管输液,用精密输液器调整滴数,首次用药从 5 滴/分开始滴注,根据宫缩、阴道流血等情况调整输液速度,一般不超过 35 滴/分。

4. 用药过程中加强巡视,注意输液的速度,观察药物的疗效,如宫缩是否被抑制、阴道流血是否减少等;同时严密监测患者的血压、心率和胎心率;了解患者主诉,当出现不能耐受的症状时,应暂缓上调或适当减少滴数,待减敏之后再酌情增加滴速。

5. 定时检查心电图、血糖、电解质,以及时发现高血糖、低血钾。

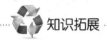 知识拓展

盐酸利托君

盐酸利托君又名安宝,是选择性宫缩抑制剂,适用于妊娠大于 20 周先兆流产或先兆早产者。禁用或慎用于妊娠不足 20 周和分娩进行期的孕妇;有严重心血管疾病患者禁用;双胎、低蛋白血症、贫血、糖尿病及使用排钾利尿剂的病人尽量避免使用。

给药方法:盐酸利托君针 100mg 加入 500ml 的液体中,开始滴数为 5 滴/分,每 10 分钟增加 5 滴/分,直至达到预期效果,通常保持在 15～35 滴/分,待宫缩停止,继续输注 12～18 小时,在液体输完前 30 分钟开始改口服片剂。对糖尿病患者可用生理盐水稀释液。药物配置超过 48 小时,不得使用。每天的液体量一般不超过 2000ml。

与糖皮质激素合用时可导致肺水肿、血糖升高,应加强监测,防止诱发心功能不全、肺水肿、高血糖、酮症酸中毒等。(该药可明显加快患者的心率,所以心血管反应比较明显,应加强观察。)

减敏现象或 β 受体衰减效应:在最初用药时,孕妇的心率明显增加,且与盐酸利托君的剂量呈正相关,即随着用药量的增加,孕妇心率增快。但随着用药时间的延长,剂量的增加,使心率呈逐渐稳定甚至下降的趋势。盐酸利托君对胎儿心率也存在着相同的作用。

情境 3　出院指导

该患者住院治疗第 9 天,盐酸利托君片 10mg 口服,每 8 小时一次,无宫缩、无阴道流血,复查 NST 有反应型,B 型超声提示胎儿发育良好,医嘱给予出院。

问题 5　如何为该患者进行出院健康教育?

1. 遵医嘱服药,如有不适,随时回院就诊。

2. 保证充足的睡眠,多卧床休息,避免长时间仰卧位。

3. 养成良好的卫生习惯,每天清洗会阴,保持清洁,避免上行性感染。

4. 保持大便通畅,禁止性生活、刺激乳头、抚摸腹部等,以免诱发宫缩,一旦出现腹痛、阴道流血流液等情况时,应及时就诊。

5. 合理均衡营养,饮食宜清淡、易消化,注意补充蛋白质,适当增加含铁、含钾丰富的食物。适当控制摄入总热量,维持理想体重。

6. 坚持每天自计胎动次数,如有异常随时就诊。

7. 定期产前检查,主动向医生提供病史,避免不必要的检查。

（倪健蕾）

【思考与练习】

1. 前置胎盘有哪些原因?

2. 前置胎盘出血伴休克的患者应如何急救和护理?

3. 如何区分前置胎盘和胎盘早剥？

任务五　胎膜早破患者的护理

情境 1　入院护理

患者胡某，女性，28岁，已婚，因"停经39周，阴道多量流液2小时"急诊入院。

问题1　如何进行入院的护理评估？

1. 简要询问病史　患者平素月经规律，末次月经2012年12月18号，经量中，4天干净。定期产前检查，无异常发现。2小时前如厕后突然感觉多量液体从阴道流出，色清，无腹痛，由丈夫陪同急诊步行入院。生育史1-0-3-1，第一胎于2002年足月顺产，女性，出生体重3000g。

2. 身体评估　身高153cm，体重60kg，体温36.7℃，脉搏86次/分，呼吸18次/分，血压120/70mmHg。产科检查：宫高37cm，腹围109cm，胎位LOA，先露未衔接，胎心142次/分，无宫缩。阴道检查：宫口未开，未触及条索状物，可见多量液体自阴道流出，淡乳白色，混有胎脂，无异味。用石蕊试纸蘸取阴道流出液，色比显示pH7.0。

3. 辅助检查　B超提示：胎儿双顶径9.5cm，羊水指数8.5cm，胎盘成熟度Ⅱ$^+$级，脐带绕颈一周。胎儿电子监护示：无应激试验（NST）有反应型。血常规：白细胞计数6.7×10^9/L，中性粒细胞70%，红细胞5.0×10^{12}/L，血红蛋白115g/L，快速C-反应蛋白6.2mg/L。

4. 心理及社会评估　患者初中文化，家庭主妇，父母双亡。对胎膜早破相关知识不了解，夫妻俩非常紧张，特别担心胎儿的安危。

入院诊断：孕5产1孕39周LOA待产，胎膜早破。

问题2　如果你是当班护士，应如何护理该患者？

1. 嘱绝对卧床休息，左侧卧位，抬高臀部，防止羊水过多流失和脐带脱垂。

2. 观察宫缩、胎心、阴道流液情况，必要时复查胎儿电子监护，动态评估胎儿宫内安危。如发现有胎心基线率异常或重度变异减速，需高度怀疑发生脐带脱垂，及时阴道检查以迅速明确诊断。

3. 保持会阴清洁，预防上行感染。

4. 向患者和家属说明目前发生的情况，及时反馈胎儿健康信息，帮助消除顾虑和紧张心理。教会患者胎动计数，辨识正常和异常羊水。如出现阵发性腹痛或有异物脱出阴道应及时通知医务人员。

情境 2　胎儿窘迫的护理

入院后6小时，患者主诉胎动频繁。

问题3　你作为责任护士该如何应对？

1. 立即听取胎心。

2. 协助取左侧卧位。

3. 测体温以排除母体发热。

4. 评估有无宫缩。

5. 查看阴道口有无脐带脱出物以及羊水的性状，必要时阴道检查。

6. 行电子胎儿监护 排除是否是胎儿缺氧引起的胎动频繁、胎心增快。

7. 跟患者和家属解释,安定其情绪。

通过评估发现:患者腋温36.8℃,有不规则宫缩,阴道少量流液呈浅绿色。胎儿电子监护显示:间隔8～10分钟有一个宫缩波,宫腔内压25～30mmHg,胎心率168～172bpm,胎心基线平直,短期变异<5bpm。初步考虑发生胎儿窘迫,医嘱给予以鼻导管吸氧。

问题4 责任护士需进一步关注患者哪些情况的变化?

1. 观察吸氧后患者胎动、胎心的变化。吸氧可提高母体动脉血氧分压,增加血氧浓度,改善胎儿缺氧。

2. 继续胎儿电子监护,严密、动态观察宫缩和胎心波形的变化,特别注意有无脐带受压的表现。

3. 适时阴道检查,了解宫口扩张、胎头下降、羊水性状,以及有无触及条索状物和血管搏动。

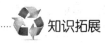知识拓展

胎儿窘迫的诊断依据

1. 胎心率异常 无宫缩、无胎动、无母体发热等应激情况下听诊,胎心率持续>160次/分或<110次/分10分钟以上。

2. 胎动异常 缺氧初期为胎动频繁,继而减弱及次数减少,进而消失。

3. 胎儿电子监护异常 胎心基线异常,如心动过速,基线超过160bpm或心动过缓,基线低于110bpm;胎心基线平直,短期变异减少,<5bpm;反复出现晚期减速、变异减速。当胎心基线率<100bpm,基线变异≤5bpm,伴频繁晚期减速或重度变异减速时提示胎儿缺氧严重,可随时胎死宫内。

4. 羊水胎粪污染 羊水中胎粪污染合并胎心监护异常,提示胎儿宫内有缺氧情况。

5. 酸中毒 胎儿头皮血血气分析,pH<7.20(正常值7.25～7.35),PO_2<10mmHg(正常值15～30mmHg),PCO_2>60mmHg(正常值35～55mmHg),可诊断为胎儿酸中毒。但该方法对新生儿缺血缺氧性脑病阳性预测值不高,临床上很少应用。

情境3 脐带脱垂的护理

50分钟后,患者主诉腹部阵痛加剧,阵痛时阴道流液量增多。胎儿电子监护显示:脐带受压(图2-1)。宫缩间隔3～5分钟,持续30～40秒,宫腔内压力35～40mmHg。胎心基线率138bpm,出现频发的重度变异减速,偶发晚期减速,胎心最慢时仅60次/分左右。立即汇报医生,协助医生阴道检查:宫口开2.5cm,宫颈较厚,扩张度一般,胎先露棘上3cm,羊水呈黄绿色,宫颈口外触及条索状物,有血管搏动。诊断:脐带脱垂。

问题5 你该如何配合医生进行急救处理?

1. 立即呼叫帮助,协助抢救。

2. 立即抬高臀部,上推胎头,以减少脐带受压,遵医嘱使用宫缩抑制剂。

3. 尝试脐带还纳,但避免反复进行。因反复刺激脐带,可引起脐血管痉挛,加重胎儿缺氧。

4. 紧急剖宫产术前准备。通知手术室,做好新生儿抢救的准备工作,并请有新生儿复

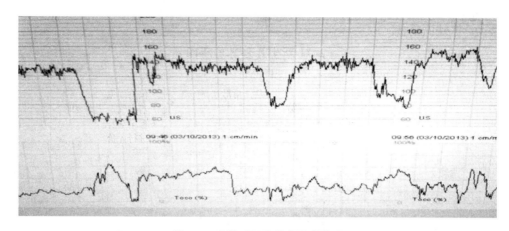

图 2-1 脐带受压胎儿电子监护图

苏经验的儿科医生到场。

5. 向患者和家属简明扼要说明目前的病情变化和紧急处理方法,取得他们的同意、理解和配合。

情境 4 新生儿复苏的配合

医生尝试脐带还纳未成功,阴道内脐带搏动存在,胎心 115 次/分左右,立即行剖宫产术。保持上托胎头,将患者连同病床一起转运至产房手术室。

问题 6 如何为即将出生的新生儿做好复苏准备?

1. 复苏人员的准备 具备熟练掌握新生儿复苏技能的儿科医生和助产士(师)各一名。

2. 复苏设备和药品的准备 检查复苏设备和药品是否齐全,功能是否良好,并处以应急状态。

(1)预热:手术室室温 26℃;婴儿衣物、毛巾放于远红外辐射台,床温 32~35 ℃。

(2)连接好复苏设备:氧源、新生儿负压吸引器、脉搏氧饱和度监测仪、人工通气气囊(选择足月新生儿面罩)、1 号新生儿喉镜。

(3)常用抢救药物:1‰肾上腺素、生理盐水。

(4)其他:洗耳球一只;3.5、4.0 型号的气管插管各一根;8 号胃管一条;脐静脉导管及各种型号的注射器若干。

问题 7 剖宫产取出一女婴,Apgar 评分 6 分。你如何对该新生儿进行初步复苏?

1. 保持体温 迅速将断脐后的新生儿放入预热好的远红外辐射台上。

2. 摆正体位 开放气道,肩部抬高 2~3cm。

3. 清理呼吸道 用胎粪吸引管进行气管内吸引。

4. 擦干 迅速擦干全身,移去湿毛巾。

5. 刺激 用手拍打或用手指轻弹新生儿的足底或摩擦背部 2 次,以诱发自主呼吸。

6. 重新摆正体位。

经过初步复苏,再次评估新生儿:心率 140 次/分,肤色红润,哭声洪亮,肌张力好。新生儿复苏成功。

知识拓展

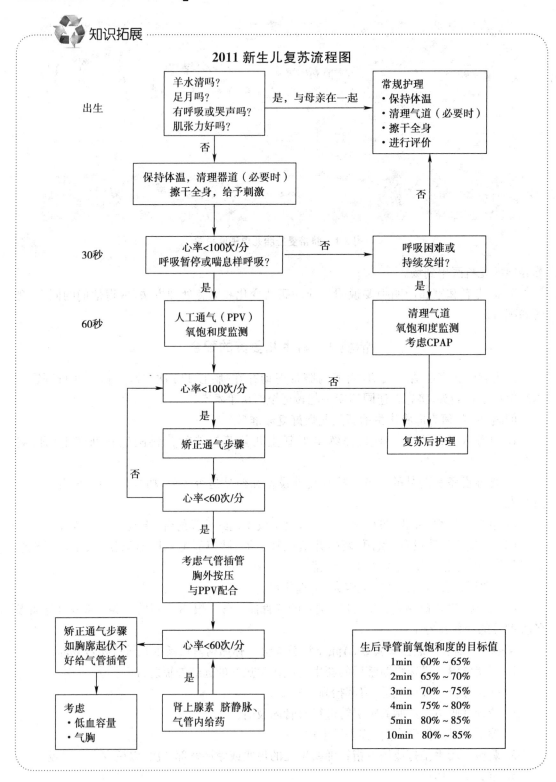

2011 新生儿复苏流程图

（项月良）

【思考与练习】

1. 如何预防胎膜早破的发生？

2. 胎膜早破对母儿有何影响？

3. 胎膜早破患者如何早期发现感染征象？

任务六　产力异常患者的护理

患者冯某，女性，32岁，因"停经38周，阵发性腹痛2小时"于21：00急诊入院。患者平素月经规律，末次月经2012年12月2日，量如以往，5天净。停经后无明显恶心、呕吐等早孕反应，孕5月自觉胎动持续至今，定期产前检查未发现异常。2小时前无明显诱因下出现下腹痛，呈阵发性，无阴道流血流液，急诊入院。孕妇28岁结婚，生育史0-0-2-0。入院时测体温36.5℃，呼吸18次/分，脉搏96次/分，血压115/69mmHg，体重69kg，下肢水肿（＋），宫高35cm，腹围104cm，胎方位LOA，先露已入盆，胎心142次/分，宫缩持续时间25～30秒，间隔时间4～5分钟，强度弱。阴道检查：宫颈管已消失，宫口开1cm，先露头，棘上1cm，胎膜未破。B型超声检查示宫内孕足月单活胎，双顶径9.6cm，股骨径7.4cm，羊水指数12.3cm，S/D比值2.13，胎盘成熟度Ⅲ级。入院诊断：孕$_3$产$_0$孕38周LOA临产，按分娩期常规护理。

情境1　宫缩乏力的护理

患者入院后产程进展缓慢，4：00检查宫缩持续时间30秒，间隔时间5～6分钟，强度中，胎心130次/分，宫口开2cm，先露棘上1cm，未破膜。8：00检查宫缩持续时间20～30秒，间隔时间6～7分钟，强度中，胎心148次/分，宫口开2cm，先露棘上1cm，未破膜。患者精神紧张，自诉疼痛能忍受，但入院后一直未睡，感觉疲劳。

问题1　如果你是当班护士，应如何护理？

1. 提供安静、舒适的待产环境，关心产妇，指导产妇听舒缓的音乐，引导想象，鼓励家属陪伴。

2. 解释产程进展情况，安慰产妇，消除精神紧张。

3. 鼓励产妇进食，以摄入足够水分和热量。

4. 保证产妇有充足的休息时间，产妇过度疲劳，遵医嘱给予地西泮10mg缓慢静脉注射使宫颈平滑肌松弛，软化宫颈，促进宫颈扩张。

5. 鼓励产妇及时排便、排尿，因排空直肠、膀胱能增宽产道，且有促进子宫收缩的作用。

情境2　缩宫素的使用

遵医嘱给予地西泮针10mg缓慢静脉注射后，产妇安静入睡。2小时后自然苏醒，宫缩持续时间30秒，间隔时间5～6分钟，强度弱，胎心134次/分，阴道检查：宫口开3cm，先露棘上1cm，胎膜未破。予人工破膜后观察1小时，宫缩无明显增强。

问题2　医嘱缩宫素2.5U加入0.9％氯化钠溶液500ml静脉滴注，执行中应注意什么？如何进行观察与护理？

1. 用药前先对患者进行评估，了解产妇病史，体格检查，如：产妇血压、宫缩、骨盆、软产道、胎儿大小、胎先露、宫口扩大情况、胎儿监护，排除缩宫素使用的禁忌证，进行宫颈成熟度评分（Bishop评分），确认签署缩宫素使用知情同意书。

2.确认医嘱有效后,遵医嘱准备药物。

3.严格执行给药的三查七对,两种方法识别患者身份(开放式提问、核对患者腕带)。

4.使用静脉留置针,按操作流程规范穿刺成功后,使用微量泵准确调节输液速度,按要求加入缩宫素 2.5U 并混匀。

5.缩宫素引产宜从低浓度、慢速度开始,常用浓度为 0.5%(2.5U 缩宫素加入生理盐水 500ml),开始滴速为 5 滴/分,根据子宫收缩情况,每 15～30 分钟调节一次滴速,一般每次增加 4～6 滴/分,最快滴速不超过 60 滴/分,最大浓度不超过 1%。

6.告诉产妇及其家属不可自行调整滴速,若擅自加快速度可能造成宫缩过强、胎儿宫内窘迫、子宫破裂等严重后果。

7.缩宫素静脉滴注过程中专人管理,密切观察宫缩的频率、强度、持续时间和胎心情况等,并记录。如发现 10 分钟内宫缩超过 5 次、宫缩持续 1 分钟以上或子宫呈强直性收缩,以及出现血压升高、胎心异常等情况,应立即停止缩宫素滴注并报告医生,以防发生胎儿宫内窘迫或子宫破裂。

8.滴注完毕,如需继续滴注,可适当增加缩宫素浓度,一次用液量以不超过 1000ml 为宜。

 知识拓展

Bishop 宫颈成熟度评分法

临床上常用 Bishop 评分法了解宫颈成熟度,判断引产和加强宫缩的成功率。该评分法满分为 13 分。若产妇宫颈评分≤3 分缩宫素引产多失败,应改用其他方法,4～6 分的成功率约为 50%,7～9 分的成功率约为 80%,>10 分均成功。

指标	分数			
	0	1	2	3
宫口开大(cm)	0	1～2	3～4	≥5
宫颈管消退(%)(未消退为3cm)	0～30	40～50	60～70	≥80
先露位置(坐骨棘水平=0)	−3	−2	−1～0	+1～+2
宫颈硬度	硬	中	软	
宫口位置	后	中	前	

产妇静脉滴注缩宫素后宫缩增强,产程进展顺利,于 10:00 宫口开全,11:25 自娩一男婴,1 分钟 Apgar 评分 10 分,5 分钟 Apgar 评分 10 分,体重 3540g,产后宫缩好,产后 2 小时观察血量为 50ml,13:35 送入母婴同室休养病房。

(黄晓安)

【思考与练习】

1.导致宫缩乏力的原因有哪些?

2.协调性宫缩乏力有何特点?

3.产程曲线异常有哪些类型?

任务七　产后出血患者的护理

情境 1　急救护理

患者刘某,女性,28 岁,因"停经 38 周,下腹阵发性疼痛 4 小时"由家属陪同步行入院。入院检查宫高 36cm,腹围 108cm,胎位 LOA,胎心 142 次/分,阴道检查宫口开 3cm,先露头,棘平,未破膜。入院诊断:孕 3 产 0 孕 38 周 LOA 临产。入院后立即送入待产室,产程进展顺利,9:08 自娩一男婴,重 3950g,1 分钟 Apgar 评分 10 分,5 分钟 Apgar 评分 10 分,9:20 胎盘胎膜自娩完整,宫颈无裂伤,会阴Ⅱ度裂伤,予缝合。9:25 出现一阵阴道流血,色鲜红,量约 300ml。检查宫底脐上 2 横指,子宫质软,轮廓不清,按摩子宫时有大量血液及血块从阴道排出,量约 700ml。心电监护:脉搏 125 次/分,呼吸 22 次/分,血压 87/46mmHg。

问题 1　如何判断该患者产后出血的原因?

患者大量阴道流血伴血块发生在胎盘娩出后,并且检查胎盘胎膜完整,宫颈无裂伤,会阴Ⅱ度裂伤已缝合,宫底上升至脐上 2 横指,子宫质软,轮廓不清,脉搏细速,血压下降。根据以上评估资料,可推断该产妇是子宫收缩乏力引起的产后出血,失血性休克,需立即制止失血,防治休克。

问题 2　此时如何配合医生抢救?

1. 立即汇报医生、护士长,积极投入抢救。

2. 协助产妇取休克卧位,予吸氧 3L/min,注意保暖。

3. 立即开放两路有效静脉通路,遵医嘱快速补液、正确给药,纠正休克。

4. 协助快速止血　立即按摩子宫,及时遵医嘱使用缩宫素、卡前列素氨丁三醇(欣母沛)等促进子宫收缩。

5. 加强病情监测,持续评估阴道流血、子宫收缩、宫底高度等,严密监测生命体征,注意产妇面色、神志、有无头晕、口渴、打哈欠、出冷汗、烦躁等,建立重病护理记录单,做好护理记录。

6. 准确估测出血量,观察血液颜色,是否凝固,注意出血量与临床表现是否相符,警惕隐性出血。

7. 留置导尿,观察尿量、尿色及性状。

8. 采集化验标本并及时送检,备血。

9. 心理护理　陪伴和鼓励患者,及时向家属反馈病情和抢救情况,稳定情绪。

 知识链接

产 后 出 血

产后出血指胎儿娩出后 24 小时内失血量超过 500ml,剖宫产时超过 1000ml。其发生率占分娩总数的 2‰～3‰。产后出血为产妇重要死亡原因之一,在我国目前居首位。产后出血四大主要原因分别是:子宫收缩乏力,胎盘因素,软产道裂伤,凝血功能障碍。原因不同其临床表现也有差异:①子宫收缩乏力:胎盘剥离延缓,子宫出血不止,能自凝。腹部体检宫底升高,子宫质软,轮廓不清。②软产道损伤:胎儿娩出后立即发生阴道流血,色鲜红。③胎盘因素:胎儿娩出后 30 分钟胎盘仍未娩出,伴有阴道大出血,或胎盘娩出不完整。④凝血功能障碍:持续阴道流血,血液不凝,伴全身出血倾向,实验室检查凝血功能障碍。

产后出血的治疗原则是:针对病因,迅速止血;补充血容量,纠正休克;防止感染。

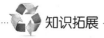知识拓展

估测失血量的方法

1. 称重法 失血量(ml)＝[胎儿娩出后接血敷料湿重(g)－接血前敷料干重(g)]/1.05(血液比重 g/ml)。

2. 容积法 用产后接血容器收集血液后,放入量杯测量失血量。

3. 面积法 可按接血纱布血湿面积初略估计失血量。

4. 休克指数(SI) 休克指数＝脉率/收缩压(mmHg),SI＝0.5 为正常;SI＝1 时则为轻度休克;1.0～1.5 时,失血量约为全身血容量的 20%～30%;1.5～2.0 时,约为 30%～50%;若 2.0 以上,约为 50% 以上,重度休克。

情境 2 止血后护理

经按摩子宫,缩宫素 10U 宫颈注射,缩宫素 10U 加入 0.9% 氯化钠溶液 500ml 静脉滴注,子宫收缩仍欠佳,遵医嘱给予卡前列素氨丁三醇 250μg 宫颈注射后宫缩好转,阴道流血少,估计出血共约 1200ml。患者体温 36.0℃,心电监护示:脉搏 122 次/分,呼吸 21 次/分,血压 103/67mmHg,面色仍苍白,四肢温暖,情绪稳定。急诊血常规:白细胞计数 13.3×10^9/L,中性粒细胞 87.6%,红细胞计数 3.2×10^{12}/L,血红蛋白 87g/L,血细胞比容 30%,血小板 166×10^9/L;急诊凝血功能:PT 14.1 秒,APTT 36.9 秒,TT 18.6 秒,D-Dimer 5800.00μg/L,急诊生化无明显异常,遵医嘱输红细胞 4U。

问题 3 如果你是当班护士,如何保证输血的安全?

1. 输血前要确认有医生核准签字的《临床输血申请单》和征得患者或家属同意并签字的《输血治疗同意书》。由两名护士将输血申请单,医嘱与病历核对患者姓名、年龄、住院号、病区、床号、血型等无误后签名并执行。

2. 采血时由两名护士持临床输血申请单和贴好标签的试管到床边,与患者核对姓名、年龄、住院号、病区、床号、血型后采集血样。采血要求:一人一次一管。

3. 采血后由医务人员或专业人员将血样和临床输血申请单送往血库,与血库工作人员双方逐项核对。

4. 取血时由医务人员到血库与血库工作人员双方共同核对。

(1)核对交叉配血报告单:受血者的科室、姓名、性别、住院号、血型、血液成分、剂量、有无凝集反应。

(2)核对血袋标签:产品号、献血编号、献血者血型、血量、血的采集日期、失效期。

(3)检查血袋有无破损渗液,血袋内血液有无溶血及凝块,核对无误后双方在交叉配血报告单上共同签字。

5. 输血前由两名医护人员核对血型、交叉配血报告单及血袋血袋标签各项内容,检查血袋有无破损渗液,血液质量是否符合要求,准确无误后方可输血。

6. 输血时,必须由两名护士带病历共同到患者床旁核对患者对姓名、年龄、住院号、科室、床号、产品号、献血编号、血型、交叉配血试验结果、有效期、血液成分及剂量等,再次询问病人血型、确认与输血报告相符后,再次核对血液质量后进行输血。

7. 输血注意点

(1)血液取回后 30 分钟内进行输血。切勿震荡、加温,避免血液成分破坏引起不良反应。

（2）血袋内不得随意加入其他药物，如钙剂、酸性或碱性药物、高渗或低渗液，以防血液凝集或溶解。

（3）输注两份血液之间应输少量生理盐水，防止发生反应。

（4）输血开始前15分钟速度宜慢，无不良反应，将滴速调至要求速度。输血全过程中必须严密观察有无输血反应，如发现异常情况及时处理。

8. 输血袋用后需低温保存24小时或及时返血库，按规定统一保存和销毁。

问题4 该患者有效止血后，应如何护理？

1. 指导患者安静休息，鼓励并协助进食，同时观察阴道流血量，特别是产后2小时内，应密切观察生命体征、宫缩和阴道流血情况。

2. 患者病情稳定后，用平车送回病房，与病房护士详细交接产时、产后情况，特别是抢救经过。

3. 送回病房后，护理人员应注意保持留置导尿引流通畅，以防胀大的膀胱影响子宫收缩，同时观察并记录引流尿液的量及性状，有异常及时汇报医生。

4. 产后24小时内每1小时巡视一次，密切注意产妇子宫收缩，准确估计阴道出血量，监测生命体征、出入量，发现问题及早处理。

5. 预防感染

（1）保持环境清洁，每天通风2次，每次30分钟，床单位清洁、平整、干燥。

（2）每天2次擦洗会阴，经常更换卫生垫，保持会阴清洁。

（3）遵医嘱应用抗生素预防感染。

6. 保证产妇充足睡眠，加强营养，给予高蛋白、高热量、高维生素饮食，多食富含铁的食物，宜少量多餐。

7. 病情稳定后鼓励下床活动，活动量应逐渐增加。

8. 协助母乳喂养，促进子宫收缩，利于子宫复旧。

 知识拓展

欣 母 沛

卡前列素氨丁三醇（欣母沛）临床剂型规格为$250\mu g/1ml$，肌内注射卡前列素氨丁三醇可刺激妊娠子宫肌层强烈收缩，常用于难治性产后出血。

使用注意事项：

1. 对卡前列素氨丁三醇注射液过敏者，急性盆腔炎患者，有活动性心肺肾肝疾病患者禁用。

2. 卡前列素氨丁三醇注射液必须置于2～8℃冷藏保存。

3. 用于难治性产后子宫出血 欣母沛起始剂量为$250\mu g$做深部肌内注射或宫体注射，73%产妇对单次注射即有反应。如效果不理想，可间隔15～90分钟多次注射，总剂量不得超过2mg（8次剂量）。

4. 副反应观察 卡前列素氨丁三醇可刺激胃肠道的平滑肌，常见可引起呕吐或腹泻或两者均有；体温升高；大剂量的卡前列素氨丁三醇能引起血管平滑肌收缩导致血压升高；某些患者使用卡前列素氨丁三醇后可引起短暂的气管收缩。

（黄晓安）

【思考与练习】

1. 如何预防产后出血？

2. 对宫缩乏力导致产后出血者可采取哪些方法止血？

项目三

妇科疾病患者的护理

任务一　子宫肌瘤患者的护理

情境 1　入院护理

患者施某,女性,36 岁,已婚,高中文化,因"经量增多 1 年,头晕心悸半月",门诊拟"子宫肌瘤"入院。

问题 1　如果你是当班护士,应做出哪些方面的入院护理评估?

1. 询问病史　患者平素月经规律,14 4~5/28,量中,色暗红,无血块,无痛经。近 1 年来月经量明显增多,色暗红,有血块,经期延长至 10 余天。末次月经 2013 年 9 月 7 日,量多伴血块,半月未净,感头晕、心悸、乏力。26 岁时育一女孩。既往史、家族史无殊,无长期雌激素使用史,无药物过敏史。

2. 身体评估　体温 36.8℃,脉搏 92 次/分,呼吸 18 次/分,血压 100/51mmHg,患者发育正常,贫血貌,心肺听诊正常,肝脾肋下未及,全身浅淋巴结未扪及肿大,双下肢无水肿。妇科检查:外阴经产式,阴道血迹,宫颈光滑,子宫增大如孕两个月大小,双附件未扪及包块,无压痛。

3. 辅助检查　血常规:血红蛋白 76g/L,红细胞计数 $3.0×10^{12}$/L;B 超检查:子宫前壁肌壁间可见一 6.0cm×6.0cm×5.0cm 大小的肌瘤。

4. 心理社会评估　患者对子宫肌瘤有一定的了解,担心手术后对生活、工作有不良影响。

入院诊断:肌壁间子宫肌瘤,中度贫血。

问题 2　如何为患者进行入院后的护理?

1. 环境　将患者安置于安静、舒适的病房,指导其注意休息。

2. 完善检查　及时采集各项标本,协助患者完成各项检查。

3. 心理支持　主动与患者进行交流,建立良好的护患关系,运用医学知识解答患者的疑问,使患者相信会得到预期的效果和高品质的护理。鼓励患者说出自己的感受,与患者共同探讨适合患者个体的缓解心理应激的方法,从而减轻患者的焦虑情绪,取得配合;安排患者与同样手术康复病友的沟通交流,以提高患者对手术效果的信心和自我护理的能力;引导家属关心、呵护患者,使患者随时感受到来自家庭的亲情和支持。

4. 观察阴道出血量、色、性状,遵医嘱使用止血药和子宫收缩剂。

5. 严密监测生命体征,了解有无头晕、眼花、乏力、面色苍白等症状。

6. 保持会阴清洁,做好会阴护理,预防上行感染。

7. 加强营养,进食高蛋白、高维生素、富含铁量的食物,纠正贫血。

8. 患者出现头晕、眼花等症状时应做好看护,防止其跌倒受伤。

情境 2 围手术期护理

入院第三天,患者已完善各项检查,医生拟行腹腔镜下子宫肌瘤挖除术。

问题 3 如何做好该患者的术前准备?

1. 观察生命体征 该患者术前一日每 8 小时测体温、脉搏、呼吸一次,每日测血压 2 次,均为正常范围。

2. 皮肤准备 范围上自剑突出,下至两大腿上 1/3,包括阴部,两侧至腋中线,腹腔镜手术应特别注意脐窝处的清洁,可用液状石蜡棉签清洁脐窝。

3. 消化道准备 术前一日晚口服聚乙醇电解质清洁肠道,术前 8 小时禁食,术前 6 小时严格禁饮。

4. 留取血标本 做好交叉配血,必要时与血库取得联系,保证术中血源供给。

5. 取下首饰、手表等贵重物品,交予家属带回。取下义齿、隐形眼镜,防止手术意外损伤。

6. 再次核对手术患者姓名、手术方式和手术部位、药物敏感试验结果,准备需携带的药物和物品,并填写手术患者交接单。

7. 用通俗易懂语言、示意图等多种方式向患者及家属介绍手术方法和效果,解释术前准备的内容及各项准备工作所需要的时间,让患者对病情及手术有所了解,减轻不必要的紧张。

8. 手术前日晚要保证患者充分休息,减少患者焦虑程度。

问题 4 患者在全麻下行子宫肌瘤挖除术,手术经过顺利,术后返回病房。如何做好术后护理?

1. 接待患者 与麻醉师交接,了解手术情况,患者清醒,尾骶部皮肤完整,填写手术交接记录单。

2. 安置体位 该患者为全麻患者,取去枕平卧位,头偏向一侧,防止呕吐时呕吐物进入气管。

3. 监测生命体征 连接心电监护仪,持续监测血压、脉搏、呼吸。血压平稳后,每 4～6 小时测一次,同时注意观察病人的神志、皮肤颜色、尿量,如有异常,立即报告医生处理。

4. 持续吸氧,3L/min。

5. 观察切口有无渗血渗液,注意有无皮下气肿。观察有无上腹部不适及肩痛。

6. 保持输液通畅,遵医嘱用抗生素预防感染。

7. 饮食护理 术后 6 小时内禁食、禁饮,6 小时后可进食流质,忌食牛奶和甜食。

8. 指导患者活动双下肢,协助患者翻身,鼓励早期下床活动。

情境 3 出 院 护 理

术后 3 天患者恢复良好,准备出院。体温 36.6℃,呼吸 18 次/分,脉搏 90 次/分,血压 110/62mmHg,神志清醒,无头晕,腹部切口愈合佳,血常规:血红蛋白 78g/L。

问题 5　作为责任护士,你应如何为患者做好出院指导?

1. 注意休息,劳逸结合,活动宜循序渐进,避免剧烈运动和重体力劳动。

2. 加强营养,增加含蛋白质和铁丰富的食物摄入,如瘦肉、动物肝脏、禽蛋等,以改善贫血。

3. 注意外阴清洁,禁止性生活一个月。

4. 出院后 1 个月来医院复查。

5. 选择合适的避孕方法,术后避孕 2 年。

(程　屹)

【思考与练习】

1. 子宫肌瘤患者的常见症状有哪些?

2. 哪些子宫肌瘤患者需要手术治疗?

3. 护士如何配合腹腔镜手术?

任务二　子宫颈癌患者的护理

情境 1　入　院　护　理

患者黄某,女性,44 岁,已婚,大学文化,因"同房后阴道少量流血 4 个月"步行入院。

问题 1　如何做好该患者的入院护理评估?

1. 询问病史　4 个月前出现同房后阴道流血,量少,色红,自行停止,近期消瘦明显。13 岁月经初潮,月经周期 28 天,经期 5～6 天,经量较多,无痛经,无不规则阴道流血史。20 岁结婚,2-0-4-2,育有一儿一女,自然流产 2 次,人工流产 2 次,8 年前行输卵管结扎术。家庭关系和睦,丈夫体健,既往史、家族史、个人史无殊。

2. 身体评估　体温 36.8℃,脉搏 82 次/分,呼吸 20 次/分,血压 112/72mmHg,患者发育正常,心肺听诊正常,肝脾肋下未及,未触及锁骨上淋巴结及腹股沟淋巴结,双肾区无叩击痛,肠鸣音正常。妇科检查:外阴为已婚经产式,发育正常,阴道有中等量稀薄水样分泌物,无异味,阴道黏膜无充血,后穹隆无触及明显结节;宫颈呈桶状,前唇见一约 3.0cm×2.5cm×2.0cm 大小的菜花样赘生物,质脆,触之易出血;宫体前位,质中,无压痛,表面光滑,活动度尚可,宫旁未触及明显增厚与结节,双附件区未见明显异常。三合诊:直肠、子宫后壁、主韧带及骶韧带弹性均可,未触及增厚与结节。

3. 实验室及辅助检查评估　血红蛋白 90g/L,红细胞计数 $3.55×10^{12}$/L,白细胞计数 $4.7×10^9$/L,中性粒细胞比值 0.70,淋巴细胞比值 0.28,单核细胞比值 0.02,血小板计数 $180×10^9$/L,血型 O 型,凝血酶原时间、活化部分凝血酶原时间、肝肾功能结果均正常。心电图、X 线、胸腹平片、肝胆脾肾 B 超无殊。盆腔 B 超提示"宫颈占位性病变,考虑宫颈占位"。盆腔 CT 提示"宫颈癌,盆腔淋巴结无肿大"。病理检查提示"宫颈腺癌",组织分级"Ⅱ级宫颈癌"。

4. 心理及社会评估　通过评估发现患者对宫颈癌了解甚少,对所出现的阴道流血、排液症状以及宫颈癌的确诊感到恐惧和焦虑,担心治疗方案是否有效。

入院诊断:宫颈癌(ⅠB1)。

问题2　如何为患者进行心理护理?

1. 环境　将患者安置于安静、舒适的病房,责任护士主动与患者进行交流,指导其注意休息。

2. 加强与患者的交流　主动与患者进行交流,建立良好的护患关系,运用医学知识解答患者的疑问,使患者相信会得到预期的效果和高品质的护理。鼓励患者说出自己的感受,与患者共同探讨适合患者个体的缓解心理应激的方法,从而减轻患者的焦虑情绪,取得配合。用浅显易懂的语言提供术后良好性生活的知识,帮助患者渡过哀伤过程。

3. 康复病友间的交流　安排患者与同样手术康复病友的沟通交流,以提高患者对手术效果的信心和自我护理的能力。

4. 社会支持系统的建立　引导家属关心、呵护患者,使患者随时感受到来自家庭的亲情和支持。

 知识拓展

宫颈癌的临床分期

0 期	原位癌(浸润前癌)
Ⅰ期	宫颈癌局限在子宫(扩展至宫体将被忽略)
ⅠA	镜下浸润癌。所有肉眼可见的病灶,包括表浅浸润,均为ⅠB
ⅠA1	间质浸润深度<3mm,水平扩散≤7mm
ⅠA2	间质浸润深度3~5mm,水平扩散≤7mm
ⅠB	肉眼可见癌灶局限于宫颈,或者镜下病灶>ⅠA
ⅠB1	肉眼可见癌灶最大径线≤4cm
ⅠB2	肉眼可见癌灶最大径线>4cm
Ⅱ期	肿瘤超越子宫,但未达骨盆壁或未达阴道下1/3
ⅡA	肿瘤侵犯阴道上2/3,无明显宫旁侵润
ⅡA1	临床可见癌灶≤4cm
ⅡA2	临床可见癌灶>4cm
ⅡB	有明显宫旁浸润,但未达到盆壁
Ⅲ期	肿瘤已扩展到骨盆壁,在进行直肠指诊时,在肿瘤和盆壁之间无间隙。肿瘤累及阴道下1/3,由肿瘤引起的肾盂积水或肾无功能的所有病例,除非已知道由其他原因所引起
ⅢA	肿瘤累及阴道下1/3,没有扩展到骨盆壁
ⅢB	肿瘤扩展到骨盆壁或引起肾盂积水或肾无功能
Ⅳ期	肿瘤超出了真骨盆范围或侵犯膀胱和(或)直肠黏膜
ⅣA	肿瘤侵犯临近的盆腔器官
ⅣB	远处转移

情境2　术前准备

入院第三天,患者已完善各项检查,医嘱经腹子宫全切术加盆腔淋巴结清扫术。

问题 3　如何做好该患者的术前准备?

1. 观察生命体征　该患者术前一日一般 8 小时测体温、脉搏、呼吸一次,测血压 2 次,均为正常范围。

2. 皮肤准备　范围上自剑突出,下至两大腿上 1/3,包括阴部,两侧至腋中线。备皮完毕用清水清洗、拭干。

3. 阴道准备　手术前一日及手术前一小时做好阴道准备,以 0.5% 聚维酮碘棉球擦洗阴道。

4. 消化道准备　术前一日晚口服聚乙醇电解质清洁肠道,术前 8 小时禁食,术前 6 小时严格禁饮。

5. 留取血标本　做好交叉配血,必要时与血库取得联系,保证术中血源供给。

6. 取下首饰、手表等贵重物品,交给家属带回。取下义齿、隐形眼镜,防止手术意外损伤。

7. 再次核对手术患者姓名、手术方式和手术部位、药物敏感试验结果,准备需携带的药物和物品,并填写手术患者交接单。

8. 用通俗易懂语言、示意图等多种方式向患者及家属介绍手术方法和效果,解释术前准备的内容及各项准备工作所需要的时间,让患者对病情及手术有所了解,减轻不必要的紧张。

9. 手术前日晚要保证患者充分休息,减少患者的焦虑程度。

情 境 3　术 后 护 理

患者王某在全麻下行子宫全切术加盆腔淋巴结清扫术,手术经过顺利,由手术室护士送回病房。

问题 4　如何做好患者术后返回病房的即刻护理?

1. 接待患者　协助搬动患者,与麻醉师交接患者情况,患者清醒,尾骶部皮肤完整,并做好交接班记录。

2. 安置体位　该患者为全麻患者,取去枕平卧位,头偏向一侧,防止呕吐时呕吐物进入气管。

3. 监测生命体征　连接心电监护仪,持续监测血压、脉搏、呼吸、血氧饱和度正常。

4. 注意六查　检查静脉输液通路通畅;腹部伤口敷料干燥无渗血;麻醉穿刺部位无渗血、渗液;腹腔引流管通畅,引出淡血性液少许;导尿管通畅,尿量约 300ml,色清;无阴道流血。

5. 饮食护理　向患者及家属宣教,术后 6 小时内禁食、禁饮,6 小时后可进食流质,忌食牛奶、豆浆和甜食。

6. 鼓励患者家属按摩双下肢,鼓励患者活动双下肢,协助患者翻身。

问题 5　如何做好该患者的术后护理?

1. 生命体征的观察　密切观察生命体征,及时准确记录。

2. 导尿管护理　术后留置导尿 7 天,保持导尿管通畅,勿折、勿压,注意观察尿量及性状,留置导尿期间每日冲洗会阴、每周 2 次更换尿袋,防止逆行感染。拔除导尿管前 1~2 天,将导尿管定时开放,以训练和恢复膀胱功能。

3. 腹腔引流管的护理　保持引流管通畅,每日更换引流袋,观察并记录引流液的量及性状。术后 24 小时内若引流每小时大于 100ml 并为鲜红色,应考虑有内出血须立即报告医生。一般情况下 24 小时引流液小于 10ml 且患者体温正常可考虑拔除引流管。

4. 会阴护理　每日 2 次擦洗会阴,防止感染。

5. 术后疼痛管理　该患者使用自控镇痛泵效果佳。术后 24 小时取半卧位,既有利于引流,又降低腹肌张力,减轻伤口疼痛,还有利于呼吸和排痰,减少肺部并发症的发生。

6. 饮食护理　手术后 6 小时进食流质饮食,忌牛奶和甜食,肛门排气后进食半流质,排便后进食普食。饮食正常后可指导患者注意加强营养,增加蛋白质及维生素的摄入,促进伤口愈合。

7. 活动与休息　保证每日有 8～9 小时的睡眠时间,卧床休息时鼓励患者多翻身,注意下肢的活动,拔除导尿管后应鼓励患者适当下床活动,第一次下床时应有人陪伴左右,注意安全。

情境 4　出 院 指 导

术后 10 天患者体温 37℃,呼吸 18 次/分,脉搏 90 次/分,血压 120/70mmHg,神志清醒,无头晕,腹部切口愈合佳,血常规:血红蛋白 90g/L。准备出院。

问题 6　如何为患者做好出院指导?

1. 饮食指导　宜进食高蛋白、高热量、高维生素、易消化的食物,适当摄入新鲜蔬菜水果,保持大便通畅。

2. 休息与活动　术后注意休息,逐渐增加活动时间及活动量,避免增加腹压的活动,如提重物、下蹲、咳嗽、打喷嚏、用力排便等。

3. 症状观察　术后 7～14 天,阴道可有少量粉红色分泌物,这是阴道残端肠线溶化所致,不需处理,适当休息即可。如阴道出血量多如月经量,应及时就诊。

4. 坚持缩肛运动,改善盆底功能。

5. 术后 3 个月内禁止性生活及盆浴。

6. 遵医嘱在出院后 1 个月来医院复诊。

(程　屹)

【思考与练习】

1. 简述子宫颈癌的预防。

2. 简述早期子宫颈癌诊断的"三阶梯"程序。

任务三　功能失调性子宫出血患者的护理

情境 1　入 院 护 理

患者王某,女性,47 岁,已婚,因"阴道流血 18 天,伴头昏乏力 1 天"门诊拟"阴道流血待查:功能失调性子宫出血? 继发贫血",由家属搀扶入院。

问题 1　如何对该患者进行入院的护理评估?

1. 简要询问病史　平素月经规律,经期 7 天,经量中等,末次月经 2013 年 5 月 30 日。18 天前无明显诱因下出现阴道流血,多于平时月经量,色鲜红,伴血块,约 2cm×2cm 大小,量最多时每天需 7～8 片卫生巾,基本湿透,无腹痛。6 天前外院 B 超提示:"子宫内膜增厚",

予"宫血宁胶囊"治疗后,出血量稍减少,无血块,出血持续至今。1 天前患者出现头昏乏力,无胸闷气促等不适,来我院就诊。患者 22 岁结婚,生育史 2-0-0-2,育有 1 子 1 女,已结扎。

2. 体格检查 腋温 36.5℃,脉搏 100 次/分,呼吸 20 次/分,血压 111/60mmHg,面色苍白,妇科检查:阴毛呈倒三角分布,外阴已婚已产式,阴道畅,内见暗红色积血,宫颈光滑,无举痛,子宫后位,稍偏大,质中,活动度良好,无压痛。双侧附件区未及明显包块,无压痛。血常规:白细胞计数 $4.7×10^9/L$,中性粒细胞百分比 64.70%,红细胞计数 $1.99×10^{12}/L$,血红蛋白 55.0g/L。超声检查:子宫内膜厚 1.1cm,回声不均。跌倒危险因子评分 5 分。

3. 心理及社会评估 患者及家属对功能失调性子宫出血疾病的认识不足,有两个小孩需要抚养,丈夫工作不稳定,经济上有一定的困难。

入院诊断:功能失调性子宫出血?重度贫血。

问题 2 如果你是当班护士,如何接待和护理该患者?

1. 妥善安置 立即安排床位,让患者卧床休息,注意保暖,同时通知医生。

2. 营养和饮食 增加营养,给予高蛋白、高维生素、易消化饮食,多吃含铁丰富的食物,如猪肝、菠菜等。

3. 病情观察 监测血压、呼吸、脉搏、体温情况;保留会阴垫,密切观察阴道出血的颜色、性状及量,关注有无头晕、眼花等自觉症状;按医嘱正确留取标本,及时送检,并关注检验结果。

4. 正确给药 建立静脉通道,遵医嘱给予抗生素预防感染、氨甲环酸止血治疗,同时予口服生血宁、琥珀酸亚铁、维生素 C 补铁,注意观察药物疗效及不良反应。

5. 会阴护理 会阴护理每日 2 次,指导患者使用消毒会阴垫,保持外阴清洁,预防感染。

6. 心理护理 向患者及家属宣教该疾病的相关知识,消除其恐惧心理,积极配合治疗。

7. 预防跌倒护理 床边悬挂高危跌倒牌,向患者及家属宣教预防跌倒的注意事项:

(1)穿大小合适的衣裤及防滑拖鞋,保持走道通畅,刚拖完地要避免不必要的走动。

(2)睡觉时拉起床档,夜间如厕要先开灯。

(3)住院期间应有年纪较轻、体力较好的家属陪护。

(4)教会床边呼叫器的使用,将私人常用物品放置在固定位置。

(5)起床时应遵守防跌倒三步曲,即平躺 30 秒,坐起 30 秒,站立 30 秒,感觉无头昏不适,再由照顾者搀扶行走。

情境 2 诊刮术的配合

患者入院后感头昏乏力,阴道流血不止,量中,生命体征平稳,输红细胞悬液 2U 后精神好转,医嘱行诊刮术。

问题 3 针对该患者目前的健康状况,应如何配合医生进行诊刮术?

1. 向患者介绍手术的必要性及经过,告知术中注意事项,以消除其恐惧情绪,取得较好的配合。

2. 行外周静脉穿刺置管建立静脉通道,遵医嘱补液、输血,并备血,以满足大出血时抢救所需。

3. 术前嘱患者排空膀胱,协助医生严密消毒会阴、阴道,严格无菌操作。

4. 术中给予吸氧、心电监护。严密监测生命体征,观察患者神志、面色及疼痛耐受的情况,准确记录术中出血量。

5. 刮出物及时送检,并关注病理检查结果。

6. 术后密切观察阴道流血的量及性状,并保持外阴清洁。

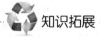 **知识拓展**

诊　刮　术

　　诊断性刮宫简称诊刮,其目的是止血和明确子宫内膜病理诊断。年龄>35岁,药物治疗无效或存在子宫内膜癌高危因素的异常子宫出血患者应行诊刮明确子宫内膜病变。为确定卵巢排卵及黄体功能,应在经前期或月经来潮6小时内刮宫。不规则阴道出血或大量出血时可随时刮宫。诊刮时必须搔刮整个宫腔,尤其是两侧宫角,并注意宫腔大小、形态,宫壁是否平滑,刮出物性质和数量。疑有子宫内膜癌时,应行分段诊刮。

　　分段诊刮:诊断性刮宫的一种,指操作时先刮颈管再刮宫腔,将刮出物分别送病理检查,其优点是能鉴别子宫内膜癌和宫颈管腺癌,也可以明确子宫内膜癌是否累及宫颈管,为制定治疗方案提供依据。

情境3　出院指导

　　患者诊刮术后第五天,无明显阴道流血,无头昏眼花,血常规:红细胞计数 2.36×10^{12}/L,血红蛋白 72.0g/L,刮出物病理检查报告为"子宫内膜简单型增生过长"。医嘱今日出院,带炔诺酮片(妇康片)、琥珀酸亚铁片口服。

问题4　如何向患者宣教口服炔诺酮片的注意事项?

　　炔诺酮片为合成的口服孕激素类药物,有较强的孕激素活性,并有轻度雄激素与雌激素活性,用于该功血病人的治疗,可以调整月经周期,并使子宫内膜萎缩,减少经量。服药时应注意:

　　1. 严格遵医嘱服药,每天一次定时口服炔诺酮片 2.5mg,连服 21 天,停药 3～7 天发生撤药性出血。

　　2. 应按时、按量服用,不得随意增减药量、停服或漏服。

　　3. 服药后可能有恶心呕吐、倦怠等副作用,可把每天的服药时间安排在睡前,并避免空腹服药,以缓解不适。若出现异常阴道流血应及时就诊。

　　4. 遵医嘱定期进行肝肾功能、乳房检查以及时发现不良反应。

 知识链接

功血的治疗

　　功血的一线治疗是药物治疗。青春期及生育年龄无排卵性功血以止血、调整周期、促排卵治疗为主;绝经过渡期以止血、调整周期、减少经量,防止子宫内膜病变为治疗原则。性激素止血的方法有雌孕激素联合用药、单纯雌激素、单纯孕激素治疗。对于药物治疗疗效欠佳或不宜用药、无生育要求,尤其是不易随访的年龄较大患者,可考虑手术治疗,如子宫内膜切除术、子宫切除术。

问题5　如果你是责任护士,应如何为该患者做好出院指导?

　　1. 注意休息,避免重体力劳动,适当活动,增强体质。

2. 增加营养,多吃含铁丰富食物,如动物血、肝脏、牛肉、羊肉、黑豆、黑木耳、芝麻酱、菠菜等。多吃新鲜蔬菜水果,保持大便通畅。

3. 注意个人卫生,保持外阴清洁,勤换内裤,预防感染。

4. 严格遵医嘱按时按量服用炔诺酮片,如有不规则阴道流血等不适,应及时回医院就诊。停药出血时及时复诊。

5. 琥珀酸亚铁片在餐后服用,以利于铁的吸收。

6. 根据情况亦可选择宫内孕激素释放系统(如曼月乐)治疗。

 知识拓展

左炔诺孕酮宫内节育器(曼月乐)

曼月乐是一种含左炔诺孕酮的宫内节育器,在宫腔内每日控制释放微量(20μg)左炔诺孕酮,使腺体萎缩,间质蜕膜化及炎性细胞浸润,不利于孕卵着床,并使宫颈黏液稠厚,不利于精子穿透,从而提高避孕效果,有效率达到99%以上,尤其适用于月经过多、痛经的妇女。取其抑制内膜生长,减少经量的作用,也用于功血病人的治疗。

(胡　波)

【思考与练习】

1. 简述无排卵型功血和排卵性月经失调的区别。

2. 无排卵型功血的药物治疗原则是什么?

3. 什么是人工周期?

任务四　妊娠滋养细胞疾病患者的护理

情境1　入院护理

患者徐某,女性,33岁,已婚,个体经营者,因停经56天,反复阴道流血1周,门诊B超提示"葡萄胎",步行入院。

问题1　如果你是当班护士,应如何进行入院护理评估?

1. **询问病史**　患者平素月经规律,124-6/30,量中,色暗红,无血块,无痛经,末次月经2013年2月2日,4天净,停经后有恶心、呕吐等早孕反应,自查早早孕试验阳性,一周前无明显诱因下出现阴道流血,量少,色暗红,1天后自行停止,昨天又出现少量阴道流血,今天增多如经量,无血块和组织物,无腹痛,无咳嗽、胸痛等其他不适。患者28岁结婚,生育史1-0-0-1,儿子4岁。

2. **体格检查**　体温36.4℃,心率70次/分,呼吸18次/分,血压106/61mmHg,神志清醒,面色稍苍白,心肺听诊正常,四肢温暖,下腹柔软,无压痛、反跳痛,妇科检查:外阴已婚已产式,阴道畅,见少量暗红色血液,阴道黏膜正常,宫颈光,无抬举痛,子宫如孕3^+月大小,质地软,左附件区可触及一3cm×4cm大小的囊性包块,表面光滑,活动度好,无明显压痛。

3. **辅助检查**　B超:子宫13.4cm×8.4cm×5.8cm,肌层回声均匀,宫腔内充满弥漫分布的光点和小囊样无回声区,无妊娠囊,无胎儿结构及胎心搏动征。左附件区有一3.2cm×4.3cm大小的囊性占位。血HCG:180 000IU/L。

4. 心理社会评估　患者自认为怀孕流产,对葡萄胎相关知识一无所知,担心预后,丈夫忙于工作,未陪同。

医疗诊断:葡萄胎?

 知识链接

妊娠滋养细胞疾病

葡萄胎是一种良性病变,因妊娠后胎盘滋养细胞增生、间质水肿而形成大小不一的水泡,病变局限于宫腔。

侵蚀性葡萄胎全部继发于葡萄胎,局部侵犯子宫肌层,少数并发远处转移。组织切片中见有绒毛结构。

绒毛膜癌可继发于葡萄胎,也可继发于非葡萄胎妊娠,如流产、足月妊娠或异位妊娠,除了侵入子宫肌层,远处转移发生早而广泛,恶性程度极高。病理检查无绒毛结构。

问题 2　根据该患者的情况,你应如何进行护理?

1. 卧床休息,鼓励患者进食高蛋白、高维生素、高热量、易消化食物。

2. 注意观察患者阴道流血情况,检查排出物中有无水泡状组织,如有大量流血及时报告医生,并密切观察生命体征变化。

3. 嘱患者保持外阴部清洁,每日清洗会阴,禁止盆浴以预防感染。

4. 做好心理护理,讲解疾病的治疗方法和预后,解答患者提出的问题,稳定情绪,鼓励家属陪伴和支持。

5. 配合行胸片、血常规、备血等相关检查和治疗。

情境 2　清　宫　术

患者徐某入院第二天阴道流血增多,体温 36.5℃,脉搏 80 次/分,呼吸 18 次/分,血压 110/64mmHg,医嘱行清宫术。

问题 3　如果你是责任护士,如何做好手术护理?

1. 配合医生讲解清宫术的必要性、方法和过程,消除紧张恐惧情绪,使患者积极配合手术。

2. 协助患者排尿,穿手术衣裤,送至小手术室。

3. 已配血备用,用输血器建立静脉通道并持续输液。

4. 准备好清宫包、大、中号吸引管、缩宫素和抢救药物及物品,以防术中大出血。

5. 手术时陪伴患者,倾听患者主诉,指导患者正确配合,患者感恶心、未呕吐,无头晕、胸闷不适,测量血压、脉搏、呼吸正常。

6. 配合医生手术,协助轻按宫底,遵医嘱宫颈注射缩宫素 10U,手术经过顺利,吸出大小不等水泡样组织约 150g,出血约 100ml。

7. 协助医生留取刮出物送病理检查。

8. 术后安置患者休息,观察无异常情况后送回病房。

问题 4　如何做好该患者的术后护理?

1. 嘱患者卧床休息,保持外阴清洁,禁止盆浴防止感染。

2. 观察术后无明显腹痛等不适,阴道流血少,无异味。常规测量生命体征均在正常范围。

3. 遵医嘱给予抗生素预防感染等治疗。

4. 遵医嘱留取标本复查 HCG、血常规等。

5. 及时告知患者手术和检查结果,消除疑虑,树立信心。

情境3　出院随访

4 天后病理报告:(宫腔)完全性水泡胎块,滋养细胞中度增生。患者 1 周后行第二次清宫术,经过顺利,刮出水泡样组织物少许,送病理检查,术后阴道流血少,生命体征正常,血 HCG 9423.00IU/L,予出院,嘱随访。

问题5　作为责任护士,你应如何做好随访指导?

1. 随访的重要性　有少部分葡萄胎会转变恶性的侵蚀性葡萄胎或绒毛膜癌,所以需要定期随访检查,以及时发现异常情况。

2. 随访时间　定期回医院检查,开始时每周一次,每次必查血 HCG 定量,一般连续 3 次正常后每个月一次共半年,此后可 2 个月一次共半年,具体随访时间请遵医嘱。

3. 除了复查血 HCG,医生会根据不同情况进行妇科检查、B 超、胸片或 CT 检查。

4. 注意月经是否正常,如有异常阴道流血、胸痛、咳嗽、咯血等异常情况及时回医院复诊。

5. 随访期间应避孕,方法首选避孕套,一般不宜选用宫内节育器。

（杨　萍）

【思考与练习】

1. 葡萄胎、侵蚀性葡萄胎及绒毛膜癌各有哪些临床特点?如何鉴别?

2. 王某,40 岁,葡萄胎清理后不规则阴道流血 6 周,子宫增大如妊娠 40 余天大小,质软,血 HCG>100 000IU/L。患者最有可能的诊断是什么?如何为其制订护理计划?

附　录

附录1　妇产科护理常规

产科护理常规

一、产前护理常规

1. 入院接待流程要求

（1）热情接待，阅读门诊病历，了解此次妊娠经过，立即听胎心，安排床位，通知经管医生。对危重患者交接后积极抢救处理。

（2）完成护理入院评估并记录。对经产妇、急产史等特殊情况者须做好交接。

（3）更换清洁衣裤，告知孕妇及家属住院须知和环境，并进行入院安全教育。

（4）做好相关健康教育、心理护理及母乳喂养知识的介绍。

（5）核对并执行医嘱。

2. 病情观察

（1）按级别护理要求进行护理。

（2）评估孕妇生命体征以及饮食、睡眠、活动和排泄等一般状况。测体温、脉搏、呼吸1次/日，新病人及体温异常者按《病历书写规范》测量体温。

（3）监测胎心情况，入院行胎儿电子监护一次，一般孕妇6～8小时听1次胎心，特殊情况遵医嘱听胎心。发现异常嘱孕妇左侧卧位、吸氧、报告医生，必要时动态监测胎心变化。

（4）评估胎动情况，每日记录1次，发现异常及时听胎心并报告医生。

（5）孕妇入院时测体重1次，以后每周测1次，不能测体重时用"平车"或"卧床"表示。

（6）评估孕妇宫缩、破膜及阴道流血等情况，临产后参考产时护理常规，破膜后参考胎膜早破护理常规。有异常及时处理、汇报并做好记录。

3. 健康教育

（1）做好产科相关知识教育，嘱左侧卧位，指导自数胎动的方法，如出现宫缩、阴道流血流液及胎动异常或其他异常情况及时通知医护人员，发放相关的书面资料。

（2）做好孕妇饮食、卫生、活动、休息等方面的指导。病情允许的情况下，鼓励多活动。指导摄入高蛋白、高维生素易消化食物，少量多餐。

4. 心理护理　评估孕妇的认知情况、心理状况及社会支持系统，有无不良的情绪反应，介绍有关分娩的知识，消除孕妇的紧张情绪。

5. 母乳喂养　评估孕妇及家属对母乳喂养的认知情况，给予针对性的指导（母乳喂养的好处、早吸吮、勤吸吮、按需哺乳、正确的喂哺技巧、促进乳汁分泌的措施等等）。

二、产时护理常规

1. 入室接待流程要求

(1)热情接待,阅读门诊病历,了解孕产史及此次妊娠过程,安排床位,通知经管医生,对危重者交接后积极抢救处理。

(2)更换清洁衣裤,听取胎心或做胎儿电子监护,检查胎方位,做好记录。

(3)完成护理入院评估并记录。对经产妇、急产史等特殊情况者须做好交接。

(4)做好相关健康教育、心理护理及母乳喂养知识介绍,并进行入院安全教育。

(5)遵医嘱合理安排饮食,关心进食情况,尤其是治疗饮食的落实,并做好饮食指导。

(6)核对并执行医嘱。

2. 产程观察和护理

(1)第一产程护理:从临产开始,到子宫颈口开全称为第一产程,又称宫颈扩张期。初产妇需 11～12 小时,经产妇需 6～8 小时。

1)观察宫缩:正规宫缩开始时间、宫缩间歇和持续时间、强度及规律性,注意子宫形状、有无压痛,发现异常及时报告医生。

2)观察胎心音:潜伏期1～2 小时听胎心 1 次,活跃期 15～30 分钟听 1 次,每次听诊 1 分钟。发现胎心音异常应增加监测次数,并及时给予吸氧、左侧卧位,同时报告医生,遵医嘱处理并记录。

3)阴道检查:了解宫颈软硬度、宫口扩张程度、胎先露下降、是否破膜等情况,潜伏期每 2～4 小时查 1 次,活跃期每 1～2 小时查 1 次,经产妇或宫缩频者间隔时间应缩短。正确描绘产程图,发现产程进展异常及时通知医生。

4)一旦破膜,立即听取胎心音,注意羊水颜色、性状及量,观察宫缩情况,阴道检查了解产程进展及脐带有无脱垂,及时客观记录。先露未固定者给予臀高位。

5)临产后 4～6 小时测血压一次,特殊者按医嘱测量。有高血压者注意自觉症状,及时报告医生并做必要处理。

6)观察产妇一般情况,如产妇睡眠、休息、饮食,鼓励进食、饮水,若宫缩不强且未破膜,鼓励下床活动;注意膀胱有无充盈,督促产妇及时排尿,必要时予导尿。

7)评估产妇对疼痛的感受,帮助其采取有效措施来减轻疼痛,如指导深呼吸、按摩、导乐陪伴等,必要时遵医嘱配合应用镇静剂或分娩镇痛。

8)评估产妇心理状况及情绪变化,及时给予安慰鼓励,提供支持性环境,增加产妇对自然分娩的信心。

9)一般初产妇宫口扩张 7～8cm,经产妇扩张 3cm,送分娩室做好接生准备,并做好交接班。

(2)第二产程护理:从宫口开全至胎儿娩出称为第二产程,又称胎儿娩出期。初产妇约需 1～2 小时,经产妇需数分钟至 1 小时不等。

1)协助产妇选择合适体位于产床上,并注意保暖。

2)观察产程进展,密切监测胎心,每 5～10 分钟听 1 次,必要时使用胎儿电子监护仪监测;注意观察宫缩节律、强度、腹部形状、有无子宫压痛等,发现异常及时报告医生。

3)指导产妇正确使用腹压,若初产妇 1 小时 30 分钟未分娩者、经产妇 30 分钟未分娩者,及时通知医生。

4)向产妇提供产程进展信息,给予支持和鼓励,同时协助进食、饮水、擦汗等生活护理。

5)正确评估产妇及胎儿情况,适时地按常规外阴消毒、铺巾,准备接生物品。

6)接生者应正确掌握分娩机转,严格无菌操作,按接生操作规范助产。

7)接生前做好新生儿复苏准备。

(3)第三产程护理:从胎儿娩出至胎盘娩出称为第三产程,又称胎盘娩出期。约需 5～15 分钟,不超过 30 分钟。

1)胎儿娩出后遵医嘱给予宫缩剂(心脏病患者慎用),并测血压、脉搏。

2)如无出血等胎盘剥离征象,不要过早压迫子宫底和牵拉脐带,以免胎盘剥离不全或残留。

3)若胎盘未完全剥离而阴道出血多时,须在严密消毒下行胎盘人工剥离术;若胎儿娩出超过 30 分钟无胎盘剥离征象,应根据原因及时处理。

4)胎盘娩出后检查胎盘胎膜是否完整,如有缺损或残留及时报告医生,按医嘱处理。

5)检查软产道有无裂伤,有裂伤者立即缝合,会阴切开者按常规缝合。

(4)产后 2 小时护理

1)产后在分娩室观察 2 小时。重点监测生命体征,观察子宫收缩、子宫底高度、膀胱充盈与否、阴道流血量、会阴及阴道有无渗血、有无血肿,同时观察新生儿面色、哭声、脐部渗血情况等,发现异常情况汇报医生,及时处理。

2)关注产妇的需求,提供舒适安静的环境,注意保暖,做好生活护理,关注产后进食,一般产后 1 小时可鼓励产妇进食流食或清淡饮食。

3)更换衣裤,护送母婴回母婴同室病房并与病房护士作好交接。

3. 新生儿护理

(1)出生后快速评估,立即清理口腔、鼻腔及咽喉部黏液及羊水,规范执行新生儿复苏流程,做好 Apgar 评分。

(2)规范结扎脐带,全身检查,注意有无畸形。测体重、身长。

(3)让产妇确认性别,将填好母亲姓名、住院量及新生儿性别的脚圈(识别带)与产妇核实后系新生儿脚踝上,印母亲手指印、新生儿脚印于新生儿病历上。

(4)协助做早吸吮。

(5)填写新生儿记录。

4. 健康教育

(1)结合孕产妇的情况,做好相关的知识宣教。

(2)指导自我监护的方法:如自数胎动、左侧卧位;告知如出现阴道流血、流液及胎动异常或其他异常情况及时通知医护人员。

(3)临产后阶段性地介绍分娩的三个产程,及时告知产程进展信息,给予鼓励和支持。

(4)饮食指导:少量多次进食高热量、易消化食物,补充足够水分。

(5)舒适指导:鼓励产妇及时排尿;产程中指导产妇放松,有效应用呼吸技巧以缓解疼痛。

(6)产后宣教:饮食、活动及排尿指导;保持会阴部清洁,预防感染;注意阴道流血,若出血多、肛门有坠胀感或切口疼痛剧烈,应及时告诉医护人员。

5. 心理护理 评估孕产妇的认知情况、心理状况及社会支持系统,助产士尽可能陪伴在旁,及时提供产程进展信息,给予安慰、支持和鼓励,缓解其紧张和恐惧心理,同时协助其进食、饮水、排尿等生活护理,使其以积极的心态度过分娩期。

6. 母乳喂养　评估孕产妇对母乳喂养的认知情况,讲解母乳喂养的好处,协助做好早吸吮工作。

三、产后护理常规

(一)产后一般护理常规

1. 产后入室接待流程要求

(1)热情接待,安全搬移产妇至病床,安置合适卧位。查看识别带、核对相关信息,详细交接分娩情况及特殊医嘱(床旁交接产妇和新生儿)。

(2)仔细阅读病历,了解分娩经过。

(3)评估产妇生命体征、宫底高度及质地、恶露、会阴伤口、膀胱充盈及乳房等情况并记录,有异常及时通知医生。

(4)新生儿入室评估见母婴同室新生儿护理常规。

2. 病情观察

(1)按级别护理要求进行护理。

(2)注意子宫复旧、恶露排出量、颜色、气味、性状等,观察会阴伤口有无红肿、出血、硬结和渗出物,若有异常阴道排出物要保留,发现异常情况随时报告医生。尤其是产后 24 小时内,特别注意产妇有无上述异常情况,如有异常应立即报告医生并做相应处理。

(3)了解产妇排尿、排便情况,注意有无排尿困难及便秘的发生。

(4)评估产妇乳头条件、乳房充盈、母乳喂养、进食与活动情况,有异常及时处理并做好记录。

(5)测体温、脉搏、呼吸 2 次/日,体温异常者按《病历书写规范》监测体温。

3. 健康教育

(1)入室时要向产妇介绍入室须知,宣教分娩后注意事项和母乳喂养知识,重点强调产妇和新生儿的安全教育,如起床安全、呼叫器的使用方法、婴儿监护等。

(2)鼓励多饮开水。产后 4 小时内应排尿,如排尿困难、排尿不畅、阴道出血异常、有便意感及时告知护士。

(3)保持外阴清洁,经常更换会阴垫,会阴侧切者宜取健侧卧位,禁盆浴。指导或协助产妇每日梳头,刷牙,勤换内衣裤。

(4)鼓励早下床活动,正常情况下产妇阴道分娩后 6~12 小时可起床做轻微活动,24 小时后可以在室内随意活动,特殊情况适当延迟活动或遵医嘱。避免负重劳动或蹲位活动,以预防阴道壁膨出及子宫脱垂。

4. 心理护理　评估产妇及家属的认知和情绪反应,介绍和解释有关产褥期和新生儿的知识,消除产妇的紧张情绪。

5. 饮食管理　评估产妇进食情况及进食后反应,做好饮食宣教。产后食物应富有营养,鼓励膳食均衡,少量多餐,保证足够热量和水分,同时适当补充维生素和铁剂。

6. 会阴护理　保持会阴清洁,产后 3 天内或会阴拆线前,会阴护理 2 次/日。发现异常及时汇报医生,遵医嘱处理。

7. 休息与活动　产后应保证充分的休息,合理安排休息与活动,学会与婴儿同步休息。注意观察产妇第一次下床活动后有无不良反应。

8. 产后常见症状护理

（1）尿潴留:尿液排出障碍,潴留于膀胱内,称为尿潴留。产后 2～3 天内产妇往往多尿,并且容易发生排尿困难,特别是产后第 1 次小便。产后 4 小时内督促产妇自行排尿,若排尿困难经各种诱导措施后仍不能自行排尿者,遵医嘱处理,必要时留置尿管。

（2）产后便秘:根据产妇个体状况,鼓励适当活动,逐步增加活动量,特殊情况暂缓;多饮水,多吃蔬菜、水果防止便秘,如有便秘应采取合适的措施或遵医嘱处理。

（3）会阴血肿:评估患者有无便意感,会阴部有无肿胀疼痛,如发现异常及时汇报医生,做好会阴血肿挖除术的术前准备。

（4）产后出血:按产后出血护理常规。

9. 母乳喂养　按母婴同室母乳喂养常规。

10. 出院指导

（1）子宫复旧与恶露:讲解子宫复旧及恶露的知识,告知恶露增多或淋漓不尽、有恶臭或下腹痛及时就诊。

（2）伤口护理:讲解伤口愈合的知识,保持伤口清洁干燥,有会阴伤口以多取健侧卧位为佳,避免恶露污染。伤口有红肿热痛、渗血渗液及时就诊。

（3）饮食与活动:产妇宜进高蛋白、高维生素、营养丰富、易消化、少刺激性的食物,少量多餐;产褥期间应注意活动肢体,避免平卧,注意休息,劳逸结合。

（4）个人卫生:加强个人卫生,保持会阴清洁,可淋浴,禁盆浴,浴后保持切口干燥。

（5）婴儿护理:讲解婴儿日常护理知识,如沐浴、脐部护理、臀部护理,婴儿黄疸的识别与预防,婴儿预防接种及体检的相关事项等。

（6）母乳喂养:评价母乳喂养知识和技能的掌握情况,宣教坚持纯母乳喂养 6 个月的意义和特殊情况下母乳喂养的措施。告知乳房护理知识,避免乳头皲裂、乳腺炎的发生,出现异常及时就诊。

（7）避孕与复查:产后 42 天内禁性生活,告知各种避孕措施,指导产妇选择适当的避孕方法。嘱出院后 3 天内将相关资料交给所在社区卫生院,产后 42 天左右携婴儿去医院复查。

（二）母婴同室新生儿护理常规

1. 入室接待流程要求　新生儿入室时仔细听取交班,与产房护士、新生儿母亲共同核对新生儿识别带及胸牌上的住院号、姓名、性别等信息;测体温,注意保暖,做好入室评估并记录,发现异常及时报告医生并做好相应护理。

2. 观察与护理

（1）观察新生儿面色、反应、呼吸、肌张力,检查脐部有无渗血及皮肤完整性,评估母乳喂养、大小便情况,如出生 24 小时未解大小便,应及时报告医生。

（2）每日监测新生儿体重,定期沐浴,并做详细全身检查,2 次/日做好脐部护理,发现异常及时报告医生。

（3）出生 24 小时内测体温每 4 小时 1 次,24 小时后体温正常改为 2 次/日,体温异常者注意监测体温并采取相应措施,必要时告知医生。

（4）病情观察每班记录 1 次,出生 48 小时后,每日记录 1 次,有异常随时记录。

（5）新生儿除书面、口头交班外,还应做好床头交接班。

（6）规范接种乙肝疫苗、卡介苗,完成新生儿疾病筛查相关登记。

3. 健康教育

(1)婴儿安全:婴儿床固定放置,新生儿应单独睡婴儿床,宜取侧卧位,适当抬高头肩部,保持呼吸道通畅,防止窒息。体温偏低时不能使用热水袋之类的物品给新生儿取暖,以防烫伤等。指导家属或产妇,当新生儿发生面色苍白或青紫、面部出汗、有呻吟声、呕吐等异常情况及时呼叫医护人员。

(2)母乳喂养:向孕妇及家属讲解母乳喂养的好处、早吸吮、勤吸吮、按需哺乳、正确的喂哺技巧、促进母乳分泌的措施等。

(3)育儿常识:向产妇及家属讲解新生儿常见生理现象,指导婴儿护理方法,介绍新生儿疫苗接种及新生儿疾病筛查和听力筛查的相关内容,告知接触新生儿前先洗手,以防交叉感染。

4. 出院处置　再次评估婴儿一般情况,核对婴儿脚圈及胸牌上的床号、姓名、性别,确认无误后,取下脚圈,更衣,向产妇交代婴儿情况及注意事项。

(三) 母乳喂养常规

1. 母婴同室母乳喂养常规

(1)实行 24 小时母婴同室。

(2)加奶须有医学指征并有医生医嘱,对需加奶婴儿应教会产妇正确的奶杯或乳旁加奶方法。

(3)产妇入室当天和第一天

1)认真评估产妇母乳喂养知识及技巧的掌握程度,根据评估结果,对产妇进行相应的指导。对乳头条件较差的产妇,给予更多帮助并指导纠正方法。

2)剖宫产术后产妇与婴儿同时入母婴室,在入室半小时内由责任护士帮助早吸吮,给予剖宫产母亲更多帮助、支持;指导产妇正确的卧式哺乳姿势、含接姿势及乳房护理;勤吸吮,24 小时内吸吮次数不少于 12 次。

3)教会母婴分离的母亲在产后 6 小时内开始挤奶(每日 6～8 次以上),挤奶持续时间20～30 分钟。

4)向产妇或家属发放书面孕产妇相关知识教育资料,内容涵盖母乳喂养知识。

5)指导母亲如何判断婴儿是否有效吸吮,如何做好与婴儿同步休息。

6)必要时向产妇或家属进行以下母乳喂养知识宣教:①母婴同室母乳喂养的好处;②介绍母婴同室制度:不能自行给新生儿加任何饮料或奶粉,不带橡皮奶头、奶粉及奶瓶入室;③喂奶及含接姿势;④如何保证母亲有足够的乳汁;⑤纯母乳喂养的重要性;⑥告诉产妇,只要是足月健康出生的婴儿在出生头几天,体内有能量储存,初乳尽管量少,但通过自身的调节,能满足婴儿的需要;⑦早吸吮、勤吸吮、有效吸吮的重要性。

(4)产妇入室第二天

1)教会产妇正确的用手挤奶方法,避免因手法不当引起乳房疼痛与损伤。

2)继续鼓励协助做好勤吸吮。

3)指导阴道分娩产妇坐式哺乳。

4)指导产妇正确判断母乳是否满足婴儿所需。

(5)产妇入室第三天

1)评估挤奶方法是否正确,根据评估结果做相应的指导,指导产妇环抱式哺乳。

2)评估产妇母乳喂养知识及技巧,巩固母乳喂养知识及技能,纠正产妇错误的母乳喂养知识和技能。

3)教会产妇异常情况时的乳房护理(乳房血管充盈、乳头皲裂、乳腺炎等)。

4)教会产妇如何按需喂养。

(6)产妇入室第四天

1)对产妇进行母乳喂养知识及技能的评估,针对评估结果再次给予相应的指导。

2)结合孕产妇健康教育进行母乳喂养知识的出院教育。

3)告知产妇或家属出院后有关母乳喂养咨询电话。

2. 高危新生儿室母乳喂养常规

(1)除母乳外,禁止给婴儿吃任何食物和饮料,除非有医学指征。

(2)忌用橡皮奶头,按婴儿不同胎龄、病情等情况选用直接母乳喂哺、小杯或小匙、滴管、鼻饲管等喂养方式。

(3)建立哺乳室,母亲可以随时喂哺自己的婴儿,增加母婴间接触机会。

(4)早产儿母乳喂养

1)鼓励和帮助母亲尽早、主动、积极地进行母乳喂养,并给予更多地喂养指导。

2)早产儿母乳喂养的指征:①孕满32周;②早产儿已经具备协调的吸吮和吞咽动作,全身一般情况稳定。

3)针对早产儿哺乳特点,指导和帮助母亲掌握哺乳技巧:①母亲用手托起乳房,避免早产儿颈部过度伸展而影响吞咽;②减慢乳汁流速,防止咳呛;③哺乳时观察婴儿是否屏气、青紫、有否过度疲劳等表现;④哺乳后竖抱,促使胃内空气排出,避免吐奶;⑤由于早产儿吸吮力弱,胃容量较小,要做到勤喂哺。

4)不能直接吸吮母乳的婴儿,应指导母亲按时挤出奶(至少每3小时挤一次)然后用小匙或小杯等喂养。一旦有可能直接吸吮母乳时应尽早试喂。

5)母亲因素不宜喂母奶或母奶量不足的高危儿,由奶库供应配方乳。

(四)乳房护理常规

母婴同室产妇入室时即由护理人员进行乳房护理,内容包括检查是否有初乳、乳头哺乳条件及乳房护理指导。

1. 哺乳前切忌用肥皂或酒精之类物品清洁乳头,以免引起局部皮肤干燥、皲裂,用清洁水清洁乳房乳头即可。如乳房充盈,乳胀时,在哺乳前可以挤奶或柔和地按摩乳房。

2. 哺乳中应注意婴儿是否将大部分乳晕含接,如婴儿吸吮姿势不正确或母亲感到乳头疼痛,应予以纠正,重新含接。

3. 哺乳结束时,不要强行用力拉出乳头,应让婴儿自己张口将乳头自然地从口中吐出,如果中途需要中断哺乳,应按压下颌,使婴儿张口,因在口腔负压情况下拉出乳头,会引起局部疼痛或皮损。

4. 每次哺乳时应先吸空一侧乳房后再吸另一侧乳房,两侧乳房交替进行。

5. 乳头有皲裂者,哺乳结束后,挤出乳汁涂于乳头上,待其自然干燥,以起保护乳头作用。

6. 指导每位母亲手工挤奶法或恰当使用吸奶器,避免因手法与吸力不当引起乳房疼痛和损伤。

7. 哺乳期间母亲应戴上合适的棉制胸罩,以起到支撑乳房和改善乳房血液循环的作用。

8. 对有乳房问题者给予特别指导和帮助。

四、剖宫产术前护理常规

1. 病情观察　评估患者生命体征和心、肺、肝、肾等重要脏器的状况，评估宫缩、胎心、手术指征等情况，及时记录病情变化。纠正水、电解质和酸碱平衡失调，改善全身营养状况。

2. 健康教育　根据患者情况，结合病情进行多种形式的术前教育。指导患者学会深呼吸、有效咳嗽；练习床上大小便；说明术后早期活动的重要性；与患者沟通术后疼痛评估方法及疼痛的应对措施；告知术后体位、引流管等情况；简单介绍手术流程。

3. 心理护理　评估孕妇对手术的认知和情绪反应，给予针对性地心理疏导，消除孕妇的紧张情绪。

4. 胃肠道准备　术前8小时禁食，4小时禁饮；急诊剖宫产者自决定手术开始禁食、禁饮。

5. 术前一日

(1)做好手术相关的健康教育及解释工作，取得孕妇的配合。

(2)做好药物敏感试验，抽送血交叉，做好配血准备。

(3)腹部皮肤准备、修剪指甲，并嘱咐或协助做好个人卫生。

(4)夜间测体温、脉搏、呼吸1次，发现有与疾病无关的体温升高、血压升高、血糖异常、胎心胎动异常等情况及时与医生取得联系。

6. 转送前准备　晨测体温、脉搏、呼吸、血压，观察有无病情变化，发现异常及时通知医生；检查手术野皮肤准备情况，取下义齿、手表、眼镜、首饰、贵重物品等，更衣去除内衣裤；核实肠道准备情况；按医嘱给予术前用药，再次听胎心；确认药物敏感试验、备血，备好病历等特殊用物，按医嘱携带术中用药；送患者至手术室，与手术室护士交接，填写交接单。

7. 病室准备按手术、麻醉方式备好术后用物。如麻醉床、婴儿床、氧气、心电监护仪。

五、剖宫产术后护理常规

1. 术后入室接待流程要求

(1)安全搬移患者至病床，安置合适卧位。

(2)评估患者意识及生命体征、产科体征、感知觉恢复情况和四肢活动度。

(3)按医嘱吸氧。

(4)检查切口部位及敷料包扎情况，包腹带，妥善固定引流管并观察引流液量、性状，按要求做好标记。

(5)检查输液通路并调节滴速。

(6)与麻醉师或复苏室护士交接班。

(7)告知患者及家属注意事项。

(8)核对并执行术后医嘱。

(9)记录术后护理单。

2. 监测生命体征、产科体征及意识情况　测血压、脉搏、呼吸、SPO$_2$每小时1次，连续3次，每2小时一次监测，连续3次，以后每4小时一次监测至24小时。若有异常则加强观察，增加测量次数，并立即报告医生。检查子宫收缩、阴道流血情况。

3. 体液管理　及时评估患者血压、脉搏，观察末梢循环，必要时监测中心静脉压，评估水电解质酸碱是否平衡，按医嘱记录24小时尿量和(或)出入量，合理安排补液速度和顺序，合理使用抗生素。

4. 呼吸道管理　评估呼吸、氧饱和度情况,正确使用氧疗;鼓励深呼吸和有效咳嗽,按医嘱给予雾化吸入、叩背;保证病室合适的温度和湿度。

5. 疼痛管理　及时评估患者疼痛的部位、性质及程度,根据具体情况给予止痛处理。采用止痛泵者则根据医嘱或患者的痛感调节泵,保证患者舒适并得到充分休息。

6. 导管护理　妥善固定防止滑脱,保持清洁,标记清晰;保持引流通畅、防止逆流;遵守无菌操作;观察记录引流量及性质;了解拔管指征;加强安全教育。

7. 卧位管理　病情稳定后,根据麻醉方式、患者的全身情况、术式、疾病性质和医嘱选择合适体位。

8. 活动与安全　根据患者的病情循序渐进增加活动量,鼓励患者早期活动。产后体质虚弱、休克、心力衰竭、严重感染、出血等情况的患者不宜早期活动。

9. 饮食管理　术后饮食恢复视麻醉方式和患者具体情况按医嘱执行,做好饮食宣教,评估进食后反应。

10. 母乳喂养管理　见母乳喂养护理常规。

11. 皮肤黏膜护理　危重及手术后长期卧床患者,做好皮肤护理,预防压疮发生;禁食期间口腔护理每日 2 次,长期禁食或使用抗生素的患者重视观察口腔黏膜的变化;留置导尿患者会阴护理每日 2 次。

12. 心理护理　评估产妇的认知和情绪反应,给予针对性地心理疏导,消除产妇的紧张情绪。

13. 术后不适护理

(1)发热:评估体温及手术后天数,安抚患者,解释原因,按医嘱选择物理降温或药物降温,能进食者鼓励多饮水,及时擦干汗液,保持皮肤清洁干燥。

(2)恶心、呕吐、腹胀:评估恶心、呕吐、腹胀原因及伴随症状体征,记录并汇报医生,配合辅助检查,按医嘱对症处理。

(3)尿潴留:评估尿潴留原因、症状,稳定患者情绪,诱导排尿如下腹部热敷,轻柔按摩膀胱区,如无禁忌协助患者床上坐起或下床排尿,必要时按医嘱导尿。

14. 并发症护理

(1)产后出血:评估生命体征;子宫底高度、质地、阴道出血量、性质、出血的速度;伤口敷料渗血情况,严密观察意识、尿量、腹膜刺激症状等内出血征象,必要时监测中心静脉压,护理内容参考产后出血护理常规。

(2)感染:以细菌感染最为常见,常见感染部位有切口、呼吸道、乳腺、生殖道、泌尿道。做好相应观察及护理。

异常孕产妇护理常规

一、流产护理常规

1. 先兆流产孕妇的护理

(1)针对可能引起流产的因素,向孕妇做好解释工作,消除思想顾虑,使其积极配合治疗,避免情绪紧张影响保胎效果。

(2)绝对卧床休息,协助完成日常生活护理。

（3）保持外阴清洁，勤换卫生垫，每日2次会阴擦洗。

（4）注意腹痛、阴道流血量及阴道排出物情况。

（5）遵医嘱给予药物，如保胎药、镇静剂等。

（5）定期复查绒毛膜促性腺激素（HCG）和B超，以了解胚胎、胎儿的发育情况。

2. 妊娠不能再继续者的护理

（1）做好心理护理，使病人正确面对流产，改善因妊娠的期望得不到满足而带来的低落情绪。

（2）做好病情的观察，如腹痛、阴道流血、生命体征、面色、末梢循环、有无凝血功能异常等，防止休克。

（3）积极做好终止妊娠的准备，根据病情进行输液，必要时做好输血准备。

3. 预防感染

（1）监测体温，定期检查血常规。

（2）注意阴道流血或分泌物的性状、颜色、气味，腹痛的性质、程度等。

（3）保持外阴清洁，勤换卫生垫，养成良好的卫生习惯。

（4）遵医嘱使用抗生素。

（5）发现感染征象及时报告医生。

4. 协助病人顺利度过悲伤期

（1）由于失去或怕失去胎儿，病人及家属会出现恐惧、悲伤等情绪反应。护士应给予同情和理解，帮助病人及家属接受现实，顺利度过悲伤期。

（2）根据不同病情，讲解疾病知识和终止妊娠的知识，消除不必要的思想顾虑，以免影响疾病的康复。

（3）与病人及家属共同讨论此次流产的原因，让他们明白身心的恢复是最重要的，帮助他们为再次妊娠做好准备。

5. 健康指导

（1）先兆流产经治疗继续妊娠者应做好孕期检查，注意避免性生活和重体力劳动，防止流产发生。

（2）刮宫或引产术后，告知患者保持外阴清洁，刮宫术后1个月、引产术后6周禁止性生活及盆浴，并作好避孕指导。遵医嘱服用抗生素，如有发热、腹痛及阴道流血量多等异常情况，及时就诊。

（3）习惯性流产者应在早期积极查找病因，及时采取干预措施。

（4）流产后避孕半年。

（5）注意休息，合理饮食，保持情绪稳定。

二、异位妊娠护理常规

（一）同妇科一般护理常规

（二）术前护理

1. 根据手术方式选择相应的术前护理常规

2. 与本病相关的主要护理措施

（1）心理护理：评估患者对疾病的认识和心理承受能力，向患者和家属介绍疾病知识，消除患者的紧张情绪。

（2）休息与活动：卧床休息，协助完成日常生活护理。保持大便通畅，避免使用增加腹压的动作。

（3）病情观察：严密观察腹痛及阴道流血的量和性状，有无阴道成形物排出，必要时保留会阴垫。腹痛加剧时，密切观察生命体征变化，减少搬动并配合完成各项辅助检查。

（4）术前准备：建立静脉通道，抽血交叉配血备用，做好腹部皮肤准备，并准备好抢救物品。

（三）术后护理

1. 根据手术方式选择相应的术后护理常规

2. 与本病相关的主要护理措施

（1）病情观察：密切观察生命体征变化，严密观察腹痛及阴道流血的情况。

（2）动态监测：遵医嘱留取血标本，监测血 β-HCG、血常规、血生化的变化。

（3）健康教育：异位妊娠保守性手术患者，若术中使用甲氨蝶呤，需做好药物毒副反应观察及护理，同时做好心理护理。

（四）保守治疗的护理

1. 心理护理　评估患者对疾病的认识，向患者及家属详细介绍相关疾病知识，取得患者的理解与配合。

2. 休息与活动　以卧床休息为主，减少活动量，保持大便通畅，避免使用增加腹压的动作。

3. 病情观察　严密监测生命体征，若出现阴道流血增多、腹痛加剧、明显的肛门坠胀感或有阴道成形物排出时，留纸垫观察并立即联系医护人员。

4. 用药指导　遵医嘱正确使用杀胚胎药物，做好药物毒副反应观察及护理，了解用药后疗效。

5. 动态监测　遵医嘱留取血标本，监测血 β-HCG、血常规、血生化的变化。

（五）出院指导

1. 健康指导　注意营养，进高蛋白、高维生素、易消化饮食；适当运动，保证充足睡眠，改善机体免疫功能；保持外阴清洁，手术后禁止性生活和盆浴1个月。

2. 随访指导　讲解术后随访的重要性，术后复测血 β-HCG 每周一次直至正常，发现血 β-HCG 值无下降趋势或已降至正常范围又上升者随时就诊。

三、妊娠期高血压疾病护理常规

（一）子痫前期护理常规

1. 同普通产科常规护理

2. 与本病相关的主要护理

（1）休息：卧床休息，以左侧卧位为佳，尽可能采取集中式的治疗及护理，操作轻柔，保证充足睡眠。

（2）病室准备：安排安静、光线柔和的病室，床旁放置压舌板、舌钳、开口器、氧气、吸引器，抢救车处于备用状态。

（3）饮食管理：给予富含蛋白质、维生素、微量元素的食物，不限盐和液体，但对于全身水肿者适当限制盐的摄入。

（4）病情观察：对重度子痫前期患者应取下义齿，给予特别护理，记录重症监护单。测血压、脉搏每4小时一次或遵医嘱,必要时使用心电监护仪动态监测生命体征,特别是血压的变化;记录出入液量;随时注意是否出现头痛、视力改变、上腹不适等症状;病情允许每日测量体重;遵医嘱及时正确留取各种检验标本,并及时了解结果。

(5)产程监测:严密观察子宫张力及临产征兆,有宫缩、见红等临产征兆及时报告医生。

(6)胎儿监护:每班监测胎心及胎动情况,遵医嘱进行胎儿电子监护,有异常及时报告医生,视需要或遵医嘱给氧。

(7)健康教育:向孕妇及家属进行疾病相关知识教育。指导孕妇左侧卧位、数胎动及饮食指导。告知患者如出现头痛、视物不清、阴道流液、胎动异常、腹痛等征象及时报告。

(8)心理护理:给予心理支持,及时向孕妇及家属提供疾病相关知识,鼓励孕妇表达不适感,保持情绪稳定,取得孕妇及家属的支持与配合。

(9)用药护理:遵医嘱及时正确给药,注意药物疗效及毒副反应。

1)应用硫酸镁时应严格执行硫酸镁应用护理常规。

2)应用静脉降压药时,密切监测血压的变化,避免血压急剧下降或下降过低,血压有异常变化及时报告医生。

3)应用镇静药物时必须卧床休息,拉好床档,专人护理,防止跌倒或坠床。

4)应用利尿剂时,及时监测血电解质,注意患者有无倦怠、腹胀等低血钾症状,注意尿量,观察有无脉搏增快、尿量减少等血液浓缩、血容量不足的临床表现。

(10)并发症护理

1)左心衰竭、急性肺水肿:注意患者有无休息时心率>110次/分,呼吸>20次/分,夜间阵发性呼吸困难等心衰早期症状。

2)胎盘早剥:评估孕妇有无腹部持续性疼痛、阴道流血,子宫张力增大,宫底升高,有无压痛等早剥征象。

3)弥散性血管内凝血(DIC):评估有无皮肤黏膜及注射部位出血,子宫出血血不凝或凝血块较软,以及有无血尿、咯血、呕血等DIC征象。

4)视网膜剥离:评估患者有无视力模糊,警惕有无视网膜剥离发生。

5)肾衰竭:注意观察尿量、尿色。对留置导尿管者,应每小时计尿量一次。每小时尿量少于25ml或24小时少于600ml应及时报告医生,遵医嘱给予以相应的处理。

3. 出院指导

(1)产前:

1)用药指导:根据医嘱正确用药,告知孕妇注意用药后反应。

2)休息与活动:保证休息,每日睡眠8~10小时,以左侧卧位为宜,避免平卧。

3)饮食指导:补充足够的蛋白质、维生素及铁、钙等微量元素,避免摄入过量脂肪与盐。

4)定期随诊:适当增加产前检查次数,每日自数胎动,每周监测体重,及时发现异常;保持心情舒畅,如有头晕眼花,胸闷气促等不适及时就诊。

(2)产后:

1)参照产后护理常规。

2)用药指导、休息与活动、饮食同产前。

3)自我监测:产褥期血压不稳定者仍需监测血压;如有头晕、眼花、胸闷、气促等不适及时就诊。

(二)子痫护理常规

1. 同普通产科常规护理

2. 与本病相关的主要护理

(1)按子痫前期护理常规。

(2)抽搐时处理:立即去枕平卧,头侧向一边,松开紧身衣物,用开口器或于上、下磨牙间放置缠绕纱布的压舌板,保持呼吸道通畅(必要时抽吸口鼻分泌物),给氧。

(3)安全防护:使用床档,必要时约束肢体,非必要不宜移动患者。

(4)病情观察:专人护理,记重症护理记录单。严密监护血压、脉搏、呼吸,监测瞳孔大小、对光反射及意识程度,观察并记录抽搐形式、持续与间歇时间及其他伴随症状。留置导尿管,观察尿量及尿色,正确评估并记录出入量。

(5)用药护理:维持静脉输液通畅,正确给予抗痉挛、降压、镇静药物,并监测用药反应。

(6)皮肤黏膜护理:抽搐期间或昏迷者暂禁食,做好口腔护理,保持口腔清洁,保持会阴清洁,保持床单位的清洁、舒适、干燥、平整。

(7)产程及胎儿监测:观察产程进展及胎心变化,必要时协助医生结束分娩,并做好新生儿抢救准备。

(8)产后护理:绝对卧床休息,产后严密观察子宫收缩、阴道出血量及性状,注意血压及其他生命体征的变化。暂停母乳喂养。

(9)心理护理:当患者清醒时应再给予环境介绍及心理支持,并安抚家属,以取得配合。

3. 并发症护理

(1)参照子痫前期护理常规的并发症。

(2)外伤:参照外科护理常规。

4. 出院指导　同子痫前期护理常规,有外伤并发症者转相应专科继续治疗。

四、前置胎盘护理常规

(一)同普通产科常规护理

(二)与本病相关的主要护理

1. 对期待疗法者

(1)保证休息,减少刺激:绝对卧床休息,并告知其重要性,以取得配合。腹部检查时注意动作轻柔,禁止阴道检查及肛查,尽量避免刺激乳头及腹部,以减少出血机会。若确有需要进行阴道检查,应在输液或输血的准备下才能进行。

(2)饮食管理:指导孕妇合理饮食,摄入足够蛋白质、含铁丰富的食物及新鲜蔬果,保障营养需要,保持大便通畅。

(3)宫缩及阴道流血观察:出现腰酸、下腹坠胀等症状应及时通知医生;密切观察阴道流血情况,可使用计血量纸正确评估阴道流血量及性状并及时处理。

(4)预防感染:严密观察与感染有关的体征,有阴道流血者2次/日或遵医嘱给予会阴护理,及时更换会阴垫,保持会阴清洁。

(5)心理支持:向孕妇及家属进行疾病相关知识教育。鼓励孕妇表达不适感,保持情绪稳定。

(6)B超检查前的准备:协助安排并做好检查前的准备工作(如保持膀胱充盈等)。

2. 对大出血者

（1）绝对卧床休息，吸氧、保暖。

（2）正确评估阴道流血量（使用贮血器或计血量纸）并观察性状，监测血压、脉搏、呼吸及其他休克征象，建立重症护理记录。

（3）立即开通两路静脉通道，做好输血准备。

（4）遵医嘱迅速留送各种检验标本，并及时了解结果。

（5）安抚患者，做好心理护理。

（6）在积极抗休克治疗同时做好剖宫产术前准备，及时通知手术室做好母婴抢救准备。

3. 产后护理

（1）预防产后出血：严密监测生命体征，使用计血量纸正确评估阴道流血的量和性状，如发现阴道流出血液不凝固时应及时报告医生。

（2）预防感染：严密观察与感染有关的征象，遵医嘱正确及时应用抗生素，指导产妇进食高蛋白、高维生素、高热量食物，增加机体抵抗力。

4. 并发症护理

（1）出血性休克及 DIC：参照外科护理常规。

（2）产后出血：参照产后出血护理。

5. 出院指导

（1）产前：定期产前检查，注意卧床休息，左侧卧位，自数胎动；加强营养，补充足够的蛋白、维生素、纤维素及铁、钙等微量元素，防止便秘；有阴道流血或早产迹象及时就诊。

（2）产后：参照产后护理常规。

五、胎盘早剥护理常规

（一）同普通产科常规护理

（二）与本病相关的主要护理

1. 病情观察：疑有胎盘早剥者。

（1）密切观察腹痛、阴道流血、子宫张力、压痛、宫底高度、胎心、胎动并记录。

（2）监测患者血压、脉搏、呼吸；注意患者面色、全身出血倾向、阴道流血量及尿色。

（3）及时完成各项辅助检查，如 B 超、监护、血液检查等。

2. 术前准备：对已诊断为胎盘早剥者。

（1）迅速开放静脉通道、吸氧、配血、术前准备、留置尿管。

（2）遵医嘱迅速留送各种急诊检验标本，并了解结果。

（3）在迅速行剖宫产术前准备的同时应立即通知手术室，以便做好抢救准备。

3. 预防产后出血：

（1）分娩后及时给予宫缩剂，用贮血器观察血量及性状。

（2）加强生命体征的观察，并继续注意阴道流血的量及性状。如发现阴道流血不凝固时应及时报告医生。

4. 心理护理：向患者及家属做好解释工作，减轻患者及家属恐惧心理，获得理解，能积极配合。

5. 母乳喂养：根据产妇身体状况给予母乳喂养指导。

六、胎膜早破护理常规

(一)同普通产科常规护理

(二)与本病相关的主要护理

1. 预防脐带脱垂　胎先露高浮者绝对卧床,予臀高位及侧卧位,必要时阴道检查,注意宫口、先露及有无脐带先露或脱垂。如有脐带先露或脐带脱垂时应积极处理,通知医生,尽快结束分娩。

2. 胎儿监护　破膜后立即听胎心,观察羊水性状,并记录,发现异常及时给氧、报告医生处理。监测胎心、胎动及胎儿宫内安危。定时观察羊水性状、颜色、气味等。

3. 预防感染

(1)保持会阴清洁,每日会阴护理2次,并垫以消毒卫生垫。

(2)注意观察阴道流出液的性状、颜色、气味及子宫下段有无压痛,测体温、脉搏2次/日,以便及早发现感染征象并报告医生。

(3)遵医嘱一般于破膜后12小时使用抗生素。

(4)健康教育:向孕妇及家属进行疾病相关知识教育,指导孕妇有关危险征象的自我监测方法。出现羊水颜色异常、有异味或阴道内有异物排出等及时通知医护人员。

(5)休息与活动:长期卧床患者指导适当的床上活动,加强生活护理。

七、产后出血护理常规

(一)同普通产科常规护理

(二)本病相关的主要护理

1. 平卧、吸氧、保暖,镇定产妇情绪。

2. 立即开放静脉通道,根据医嘱抽送血交叉、输液、输血、给药,预防休克。

3. 针对原因止血

(1)子宫收缩乏力:按摩子宫、遵医嘱应用宫缩剂、填塞宫腔等。

(2)胎盘因素:人工剥离胎盘、刮宫术。胎盘植入者,应及时做好子宫切除的准备。

(3)软产道裂伤:应及时准确修复缝合。

(4)凝血功能障碍:明确诊断后,配合医生全力抢救,积极输血、纤维蛋白原或凝血酶原复合物等。

4. 病情观察

(1)严密监测生命体征,作好护理记录。

(2)观察患者的面色、神志、尿量等,及时发现休克早期症状,如头晕、口渴、打哈欠、烦躁、呕吐、面色苍白、出冷汗、血压下降等,必要时记“重症护理记录单”。

(3)正确估计出血量,采用贮血器或称重法,观察血液颜色及是否凝固,警惕弥散性血管内凝血发生。发现阴道流血量与临床表现不符时,要警惕隐性出血,注意检查宫底是否上升,子宫体积是否增大,按压子宫时有无血液流出。

(4)注意观察膀胱充盈程度,必要时留置导尿。

5. 预防感染　严格无菌操作,保持外阴清洁,遵医嘱给予抗生素。严密观察感染征象,如体温、血常规、宫底压痛、恶露性状等。

6. 饮食管理　加强饮食营养,给予高蛋白、富含铁质的饮食,增强抵抗力。

新生儿护理常规

一、新生儿一般护理常规

1. 要求室温在 20～24℃，湿度在 55%～65%，阳光充足，定时通风，空气清新。

2. 新生儿入室时，首先查阅新生儿出生记录，了解产程中有无异常及出生时的情况，核对母亲姓名、住院号、新生儿性别（核对时家属参与），做好新生儿入室评估，检查其全身情况，注意有无产瘤、头皮血肿、脐部出血、畸形、外伤、骨折等，然后办理入室手续。

3. 新生儿出生后 1～2 天内，为防止呕吐引起的窒息，予侧卧位或仰卧位时适当抬高肩部，颈下垫小毛巾，注意呼吸道通畅，观察有无吐羊水、吐奶。

4. 新生儿入室时测体温，出生 24 小时内测体温 6 次/日，正常后 2 次/天。体温测量过程中，根据体温高低采取相应的措施，如体温偏低者，用母亲的身体给予袋鼠式保暖，有条件者可用辐射床或暖箱保暖。

5. 实行按需哺乳，提倡母乳喂养，人工喂养者食具一人一用一消毒，奶量以喂后安静、不吐、无腹胀为宜，理想的体重增长为 15～30g/d，除生理性体重下降时期。

6. 根据情况更换尿布，一般在哺乳前更换，更换尿布时应用温水小毛巾轻柔地擦干净臀部的大小便后，再涂以鞣酸软膏，以防红臀发生。初次大小便应交班，有异常时及时寻找原因，汇报医生。

7. 密切注意新生儿情况，如遇呻吟、点头呼吸、鼻翼翕动等呼吸困难症状及中心性青紫、皮肤苍白、黄疸加深迅速、抽搐、哭声尖叫等异常情况，立即通知医生做相应的处理。

8. 严格执行消毒隔离制度，预防感染。接触新生儿前后均应洗手；保持脐部的清洁干燥，消毒脐部 1～2 次/日，至脐残端脱落愈合；观察脐部有无渗血渗液、红肿、肉芽肿，有异常报告医生做相应的处理。

9. 新生儿每日或隔日洗澡一次、称体重，记录洗澡时情况及体重，同时做好脐、臀、眼、耳部护理，有异常及时做相应的处置和记录。

10. 确保安全，接触新生儿者指甲要短（不超过指端）而钝；避免将新生儿处于危险的环境，如高端台面、可能触及到的热源、长时间受压、接触尖锐物品等；手足暴露时予戴上手套和袜子以防抓伤和擦伤。

11. 疫苗接种　正常新生儿生后 12 小时内常规注射乙肝疫苗，24 小时后接种卡介苗，做好相关记录，将疫苗接种单交给家属，并做好相应的宣教工作。

12. 做好新生儿疾病筛查、听力筛查和宣教工作。

13. 随母亲出院的新生儿作好出院当日晨洗澡工作，取下手表带，核对母亲姓名、婴儿性别（核对时家属参与），穿好出院衣服，取消各类医嘱，并做好出院的宣教工作，如母乳喂养、洗澡、保暖、预防接种等有关婴儿的一般护理知识，做好终末消毒工作。

二、一般高危儿护理常规

1. 高危室室温保持在 22～24℃左右，湿度保持在 55%～65%，空气消毒每日一次。

2. 入室时护理和入室后一般护理同新生儿护理常规，评估基本生命体征，监测血糖。

3. 保持呼吸道通畅，可侧卧位，仰卧位时适当抬高肩部，如有羊水、奶液等堵塞呼吸道，立即用洗耳球或负压吸引吸出。

4. 发现新生儿中心性发绀、呼吸急促、鼻翼翕动、呻吟等呼吸困难症状时,立即报告医生,遵医嘱给氧。

5. 注意保暖,可入红外线辐射床或暖箱保暖,监测体温,根据体温高低的情况作相应处理,接触新生儿的手、仪器、物品等应温暖。

6. 加强巡视,观察新生儿肤色,呼吸、呕吐、尖叫等,用心电监护仪监测生命体征并记录。

7. 保证营养供给,根据新生儿情况按时按量或按需哺乳,用奶杯、奶瓶或由母亲直接喂哺;若不能有效吸吮或吞咽、呼吸大于 60 次/分者,遵医嘱给予鼻饲或禁食,禁食者由静脉供给营养。

8. 呕吐物或粪便有异常者应报告医生,必要时留标本送检,记录呕吐物的量和性状,同时在新生儿相对安静时评估其腹部情况。

9. 根据病情每日或隔日擦浴或淋浴一次,必要时在暖箱或红外线辐射床上进行擦浴。

10. 保持安静、减少抱动,治疗和护理尽可能集中进行,动作轻柔。

11. 病情好转后遵医嘱转母婴同室或出院,做好相应的宣教。

妇科护理常规

一、妇科一般护理常规

(一) 入院接待流程要求

1. 热情接待,阅读门诊病历记录,了解此次疾病经过,安排床位,通知经管医生,对重危患者交接后积极抢救处理。

2. 完成护理入院评估并记录,对无性生活史等特殊情况做好标记并做好交接。

3. 更换清洁衣裤,告知患者及家属住院须知和环境,并进行入院安全教育。

4. 做好相关健康教育、心理护理。

5. 核对并执行医嘱。

(二) 病情观察

1. 按级别护理要求进行护理。

2. 评估患者生命体征以及进食、睡眠、活动和排泄等一般情况。测体温、脉搏、呼吸 1 次/日,体温异常、手术病人及新病人按《病历书写规范》测量体温。

3. 患者入院时测血压、体重一次,以后每周测一次,不能测体重时用"平车"或"卧床"表示。

4. 严密观察病情,注意腹痛及阴道流血情况。有剧烈腹痛而原因不明者,不能随意使用镇痛剂。正确评估阴道流血量,注意有无成形物排出。病情发生变化时及时汇报医生。

5. 有留置导尿者,应保持外阴部清洁,予以会阴护理 2 次/日。

6. 及时记录病情变化,病情危重者应记"危重护理记录单"。

(三) 健康教育

1. 做好妇科相关知识教育,结合病情进行多种形式的入院后健康教育。

2. 做好患者饮食、卫生、活动、休息方面的指导。指导合理饮食,少量多餐,保持会阴清洁。病情允许的情况下,鼓励多活动。

（四）辅助检查

1. 指导患者正确留取各种标本，逐项交待检查的注意事项。

2. 遵医嘱采集实验室检查标本，如三大常规、血凝、血型、血生化、血肝炎系列、血内分泌、血肿瘤标志物、阴道分泌物检查等，并及时送检。

3. 协助患者进行辅助检查，如胸片、心电图、妇科 B 超，病理检查宫颈脱落细胞超薄细胞学检查等。

（五）心理护理

评估患者的认知情况、心理状况及社会支持系统，有无不良的情绪反应，介绍有关疾病的知识，消除患者的紧张情绪。

二、功能失调性子宫出血护理常规

（一）同妇科一般护理常规

（二）与本病相关的主要护理

1. 术前护理

(1) 根据手术方式选择相应的术前护理常规。

(2) 主要护理措施：

1) 补充营养：病人体质往往较差，应加强营养，改善全身情况，可补充铁剂、维生素 C 和蛋白质。

2) 维持正常血容量：观察并记录病人的生命体征、出入液量，嘱病人保留出血期间使用的会阴垫及内裤，以便更准确地估计出血量。出血量较多者，督促其卧床休息，避免过度疲劳和剧烈活动。贫血严重者，遵医嘱做好交叉配血、输血、止血等措施，执行治疗方案维持病人正常血容量。

3) 预防感染：严密观察与感染有关的征象，如体温、脉搏、子宫体压痛等，监测白细胞计数和分类，同时做好会阴护理保持局部清洁。如有感染征象，及时与医师联系并遵医嘱给予抗生素治疗。

4) 性激素治疗：①按时按量服用性激素，保持药物在血中的稳定程度，不得随意停服和漏服，以免因性激素使用不当引起子宫出血。②药物减量必须按规定在血止后才能开始，每 3 天减量一次，每次减量不得超过原剂量的 1/3 直至维持量。③维持量服用时间通常按照停药后发生撤退性出血的时间，与病人上一次行经时间一致。④严格遵医嘱正确用药，并观察药效及不良反应，如出现不规则阴道流血应及时汇报。

5) 心理护理：给予心理支持，及时向患者及家属提供疾病相关知识，鼓励患者表达不适感，保持情绪稳定，取得患者及家属的支持与配合。

2. 术后护理

(1) 根据手术方式选择相应的术后护理常规。

(2) 主要护理措施：

1) 病情观察：观察阴道流血、流液的量及性状，必要时留会阴垫观察。

2) 合理用药：注意保持外阴清洁，合理使用抗生素，预防感染，继续正确合理使用性激素。

（三）出院指导

1. 饮食指导：进食高蛋白、高维生素含铁丰富的食物。

2. 用药指导:主要为性激素的用药指导。

3. 心理支持:保持乐观、稳定的心理状态,避免精神紧张、悲观等不良情绪,避免情绪波动诱发出血。

4. 性生活指导:出血期间禁止性生活,做好避孕指导。

5. 复诊与随访:由于采用性激素药物止血和调整月经周期,一般一个疗程连续用药3个周期,因此每个月门诊定期复查1次,如有异常阴道流血需及时随诊。

三、子宫肌瘤护理常规

（一）同妇科一般护理常规护理

（二）术前护理

1. 根据手术方式选择相应的术前护理常规。

2. 与本病相关的主要护理

(1)病情观察:注意观察阴道流血及腹痛情况,对突然发生剧烈腹痛的肌瘤患者,警惕有肌瘤蒂扭转或红色变性等并发症的可能。

(2)饮食护理:鼓励病人多进高蛋白、高热量、高维生素、含铁丰富的食物。

(3)心理护理:讲解有关疾病知识,使病人明确子宫肌瘤属于良性肿瘤,并非恶性肿瘤的先兆。手术切除子宫也不会影响女性性征和性生活,消除患者不必要的顾虑,增强康复信心。

（三）术后护理

1. 根据手术方式选择相应的术后护理常规。

2. 与本病相关的主要护理

(1)评估要点:有无腹痛、腹胀、阴道异常流血及感染等并发症发生。

(2)主要护理措施:

1)观察阴道流血的量及性状,必要时留纸垫观察。

2)行子宫肌瘤剔除术者术后使用缩宫素促进子宫收缩,减少出血,做好相应的护理。

（四）出院指导

1. 饮食指导　鼓励病人多进高蛋白、高热量、高维生素、含铁丰富的食物。

2. 休息与活动　避免劳累和过度活动,保证充分休息。术后2月内避免举重物、久站等,以免过度增加腹压。

3. 性生活及盆浴　术后经医生复查,全面评估患者身心状况后确定恢复性生活及盆浴的时间。

4. 定期复诊　术后按时返院接受检查,如出现腹痛、阴道异常流血、异常分泌物等不适症状,需及时就诊。保守治疗者,每3～6个月门诊随访检查。

四、子宫颈癌护理常规

（一）同妇科一般护理常规护理

（二）术前护理

1. 根据手术方式选择相应的术前护理常规。

2. 与本病相关的主要护理

(1)饮食护理:评估营养状况,鼓励病人摄取足够的营养,满足需要,增强机体抵抗力。

（2）会阴护理：观察阴道流血、流液量，保持外阴清洁。

（3）阴道准备：动作轻柔，以免引起宫颈局部病灶出血。

（4）心理护理：具有同情心，提供支持，协助病人应对压力，消除恐惧心理，帮助其树立治疗的信心，使其能主动配合并接受治疗。

（三）术后护理

1. 根据手术方式选择相应的术后护理常规。

2. 与本病相关的主要护理

1）观察有无阴道流血，阴道流血的量及性状，必要时留纸垫观察；

2）保持会阴清洁，加强导尿管的护理。

（四）出院指导

1. **饮食指导**　给予高热量、高维生素、高蛋白饮食，增强机体抵抗力。

2. **休息与活动**　避免劳累和过度活动，半年内避免重体力劳动，保证充分休息。

3. **性生活及盆浴**　术后经医生复查，全面评估患者身心状况后确定恢复性生活及盆浴的时间。未经医务人员允许避免阴道冲洗。

4. **定期复诊**　术后 2 年内，每 3 个月复查 1 次；3～5 年内每 6 个月 1 次；第 6 年开始，每年复查 1 次。如出现不适症状应及时随诊。

五、葡萄胎护理常规

（一）同妇科一般护理常规护理

（二）术前护理

1. 同人工流产术前护理常规护理。

2. 与本病相关的主要护理

（1）心理护理：评估患者对疾病的认识和心理承受能力，向病人和家属介绍疾病知识，使患者积极配合治疗。

（2）病情观察：严密观察腹痛及阴道流血的量和性状，有无水泡状物质排出，必要时保留会阴纸垫。流血过多时，密切观察生命体征变化。

（3）做好清宫术前准备：刮宫前配血备用，建立静脉通道，做好进腹皮肤准备，并准备好抢救物品。

（三）术后护理

1. 同人工流产术后护理常规护理。

2. 与本病相关的主要护理

（1）严密观察腹痛及阴道流血的情况，密切观察生命体征变化。

（2）遵医嘱留取血标本，监测血 HCG 的变化。

（3）葡萄胎清宫一次不易吸刮干净，需再次刮宫者，做好患者的心理护理。

（四）出院指导

1. **饮食指导**　给予高热量、高维生素、高蛋白饮食，增强机体抵抗力。

2. **休息与活动**　适当运动，保证充足睡眠，改善机体免疫功能。

3. **性生活及盆浴**　刮宫后禁止性生活和盆浴 1 个月。随访期间严格避孕 1 年，首选避孕套。

4. **定期复诊**　讲解术后随访和避孕的重要性。术后复测血 HCG 每周 1 次直至连续 3

次正常,以后每个月1次连续半年,此后可每半年1次,共随访2年。发现不规则阴道流血或咯血等应随时就诊。

六、妊娠滋养细胞肿瘤护理常规

(一)同妇科一般护理常规护理

(二)与本病相关的护理

1. 心理护理　耐心做好解释工作,予以心理疏导与心理支持,并帮助树立治疗的信心,配合治疗。

2. 饮食护理　加强营养,鼓励病人多进高蛋白、高热量、高维生素易消化的食物。

3. 病情观察　密切观察病情变化,尤其注意观察转移部位症状,做好相应的护理。

(1)阴道转移病人的护理:

1)尽量卧床休息,禁止做不必要的阴道检查,禁止性生活;

2)减少增加腹压的因素,保持大便通畅,必要时使用镇咳、止吐剂等;

3)密切观察阴道出血情况,准确估计出血量;

4)准备好阴道大出血的抢救物品。一旦发现阴道大出血,立即通知医生,并协助进行阴道纱条填塞,同时快速建立静脉通道,密切观察生命体征的变化,必要时给予氧气吸入;

5)有阴道出血者指导保持外阴清洁;

6)需手术止血者,做好手术前准备。

(2)肺转移病人的护理:

1)卧床休息,严密观察有无咯血、胸闷、胸痛等不适,遵医嘱给予镇静药。呼吸困难者取半卧位,吸氧;

2)出现血胸时,密切注意生命体征的变化,及早发现肺部感染迹象;

3)肺内转移灶破裂大咯血时,置患者头低患侧卧位并保持呼吸道通畅,轻击背部,排出积血,快速建立静脉通道,立即通知医生。

(3)脑转移病人的护理:

1)病人置避光、安静的病室,备齐抢救物品;

2)严密观察病情变化,颅内压增高明显时遵医嘱使用脱水剂,准确记录出入量;

3)发生抽搐时将患者平卧,头偏向一侧,保持呼吸道通畅,及时吸痰,防止窒息;

4)昏迷病人或偏瘫病人按相应的护理常规进行护理。

4. 化疗护理　按妇科恶性肿瘤化疗护理常规护理。

5. 手术护理　根据不同手术方式给予相应的手术护理。

(三)出院指导

1. 饮食指导　给予高热量、高维生素、高蛋白饮食,增强机体抵抗力。

2. 休息与活动　注意休息,保证充足睡眠,改善机体免疫功能。

3. 性生活　治疗期间可适当性生活,但应严格避孕至少治愈后一年,首选避孕套;化疗停止≥12个月方可妊娠。

4. 定期复诊　治疗结束后应严密随访。第1次在出院后3个月,然后每6个月1次直至3年,此后每年1次直至5年,以后可每2年1次。随访内容同葡萄胎。

七、妇科恶性肿瘤化疗护理常规

（一）同妇科一般护理常规护理

（二）主要护理措施

1. 心理护理　耐心向病人讲解化疗的目的和意义、可能出现的反应及应对措施。经常巡视病房，解决病人生活所需，耐心回答病人提问，建立良好的护患关系。

2. 健康教育　注意休息；鼓励少量多餐，进清淡易消化的食物，多饮水，多饮酸牛奶、乳酸菌类饮料；保持大小便通畅；保持皮肤清洁干燥。

3. 防止交叉感染　减少探视人员，定时开窗通风，保持病房空气新鲜，无异味，每日床单位消毒液擦拭；有感染高热或白细胞下降至 $2.0 \times 10^9/L$ 以下者，应立即进行保护性隔离。

4. 静脉给药时的注意事项

（1）药液应现配现用，剂量、浓度、使用方法准确无误，根据药物说明要求避光，以免影响药效。

（2）保护血管以备长期用药，静脉选择应尽量由远端小血管开始。

（3）操作时先用生理盐水建立静脉通路，待穿刺成功后再输注化疗药物，用药结束后再用生理盐水冲洗血管，以减轻局部刺激；妥善固定穿刺针头，严禁化疗药物渗漏于皮下，以免引起局部肿胀、疼痛，甚至组织坏死。

（4）一旦发生化疗药物外渗，应立即停止输液并吸出针头内残余液体后更换输液部位。根据不同化疗药物局部冷敷或热敷，抬高患肢 48 小时，严重者按医嘱处理。

（5）输液过程中加强巡视，观察病人有无化疗不良反应，汇报医生及时对症治疗和护理。

5. 不良反应的护理

（1）胃肠道反应：观察病人恶心、呕吐的情况，呕吐物的性状和量。指导病人深呼吸和主动吞咽，以抑制呕吐反射，必要时遵医嘱使用止吐剂。

（2）口腔感染：化疗期间宜进食清淡温热饮食；保持良好的口腔卫生习惯，饭后、睡前及清晨清洁口腔；观察口腔黏膜的情况，如口腔有破溃不能刷牙时可用合适的漱口液如生理盐水、4％苏打水漱口；口唇或舌有裂口时可涂抹润滑剂，出现口腔溃疡者遵医嘱用药。

（3）骨髓抑制：密切观察骨髓抑制征象，其特征是血细胞减少，定时进行血细胞计数及骨髓检查；对白细胞减少者，遵医嘱使用升白细胞药、抗生素，必要时停止化疗并给予保护性隔离。

（4）神经系统损伤：立即停药，出现症状者注意病人安全，严重者可进行物理治疗。

（5）肝功能损害：遵医嘱立即停药，并进行护肝治疗。

（6）其他毒副反应：有 50％以上病人可出现不同程度的皮肤反应，轻症可保持皮肤清洁，局部涂氟氢松软膏；重症发生剥脱性皮炎者，应予保护性隔离，局部红外线照射并涂氧化锌软膏。脱发严重者，可戴假发或头巾，以减轻心理顾虑。

妇科手术病人护理常规

一、腹部手术护理常规

（一）一般腹部手术护理

1. 术前护理

(1)病情观察:评估患者生命体征和心、肺、肝、肾等重要脏器的状况,评估患者一般情况,包括年龄、精神状态、健康状况、有无高血压、糖尿病等,心、肺、肝、肾等重要脏器的状况,此次患病情况,月经以及白带检查情况。改善全身营养,完善各项化验检查。

(2)健康教育:根据患者情况,结合病情进行多种形式的术前教育。要使患者了解手术可能带来的影响以及如何应对。指导患者学会有效深呼吸、有效咳嗽;练习床上大小便;说明术后早期活动的重要性,预防术后并发症;与患者沟通术后疼痛评估方法及疼痛的应对措施;告知术后体位、饮食、吸氧及引流管等情况;简单介绍手术流程。

(3)心理护理:评估患者及家属的认知情况和文化程度;患者的社会支持状况;评估常见的心理反应,识别并判断其所处的心理状态,有针对性的介绍和解释有关疾病的知识,及时提供有效的心理护理,消除患者的紧张情绪,取得患者和家属的理解和信任,以积极的心态配合手术。

(4)肠道准备:术前8小时禁食,4小时禁饮,如需服药可进少许水,手术前一天晚餐进少量饮食。术前1天下午及手术前4小时肥皂水灌肠各一次,或手术前一天下午口服泻药清洁肠道。如考虑手术可能涉及肠道则根据医嘱行全肠道灌洗或清洁灌肠。急诊手术(如异位妊娠、卵巢肿瘤蒂扭转或破裂等)及肿瘤合并妊娠需保胎者禁灌肠。

(5)术前一日:按医嘱准备皮肤及外阴阴道;做药物过敏试验并做好记录和标记;抽送血交叉。手术前晚可根据情况给助眠药,保证患者良好睡眠。夜间测体温、脉搏、呼吸1次,发现有体温升高、月经来潮、血压升高、血糖不正常等情况及时与医生取得联系。

(6)转送前准备:清洗外阴,根据需要做好阴道准备;除去内衣裤及所有首饰;更衣;取下义齿、手表、眼镜、首饰等;检查手术野皮肤准备及指甲情况;核实肠道准备情况;测体温、脉搏、呼吸、血压,观察有无病情变化,发现异常及时通知医生。遵医嘱术前用药。送手术室前核对腕带、备好病历,与手术室护士交接班。

(7)病室准备:按手术、麻醉方式备好术后用物。如:麻醉床、氧气、心电监护、引流袋、治疗巾等。

2.术后护理

(1)术后接待患者流程要求:

1)安全搬移患者至病床,根据麻醉方式安置合适卧位:硬膜外麻醉患者需去枕平卧6小时;椎管内麻醉者应去枕平卧6~8小时;全身麻醉尚未清醒者取平卧位,头侧向一边,清醒后可视手术和病人需求安置体位。

2)评估患者意识及生命体征,评估感知觉恢复情况和四肢活动度。

3)按医嘱吸氧。

4)检查切口部位及敷料包扎情况,根据医嘱加压沙袋和包腹带,妥善固定引流管并观察引流量、性状,按要求做好标记。

5)检查输液通路并调节滴速。

6)与麻醉师或复苏室护士交接班。

7)告知患者及家属注意事项。

8)核对并执行术后医嘱。

9)记录术后护理单。

(2)监测生命体征及意识情况:根据麻醉及手术方式监测血压、脉搏、氧饱和度,术后每小时测一次共3次,每2小时测一次共3次,以后每4小时测一次至术后24小时,如生命体征不稳定则随时测量,并注意呼吸变化。

(3)体液管理:及时评估患者血压、脉搏,观察末梢循环,必要时监测中心静脉压;评估水、电解质酸碱是否平衡,按医嘱记录24小时尿量和(或)出入量,合理安排补液速度和顺序,合理使用抗生素。

(4)呼吸道管理:评估呼吸、氧饱和度情况,根据需要给氧。鼓励做有效深呼吸和有效咳嗽,按医嘱给予雾化吸入、叩背,保证病室合适的温度和湿度。

(5)疼痛管理:同剖宫产术后护理常规之"疼痛管理"。

(6)导管护理:妥善固定防止滑脱,保持清洁,标记清晰;保持引流通畅、防止逆流;遵守无菌操作;观察记录引流量及性状;了解拔管指征;加强安全教育。

(7)卧位管理:病情稳定后,根据麻醉方式、患者的全身情况、术式、疾病性质和医嘱选择合适的卧位。如盆腔脓肿者予半卧位以利于引流。

(8)饮食管理:术后饮食恢复视手术和患者具体情况按医嘱执行。做好饮食宣教,评估进食情况。

(9)活动与安全:根据患者的病情循序渐进增加活动量,鼓励患者早期活动。术后6小时床上翻身,一般尿管拔除后即可下床活动。有制动要求、严重感染、出血等情况的患者不宜早期活动。作好第一次下床活动的安全指导。

(10)皮肤黏膜护理:检查全身皮肤情况,预防压疮。禁食期间口腔护理一日二次以保持口腔清洁,长期禁食或使用抗生素的患者重视观察口腔黏膜的变化;留置导尿患者会阴护理每日一次。

(11)心理护理:评估患者及家属对疾病的心理反应,让患者宣泄痛苦心理及失落感;向患者提供有关化学药物治疗及其护理的信息,以减少恐惧及无助感;详细解释各种疑虑,帮助患者和家属树立战胜疾病的信心。

(12)术后不适护理

1)发热:评估体温及手术后天数,安抚患者解释原因,按医嘱选择物理降温或药物降温,能进食者鼓励多饮水,及时擦干汗液,保持皮肤清洁干燥。

2)恶心、呕吐、腹胀:评估恶心、呕吐、腹胀原因及伴随症状体征,记录并汇报医生,配合辅助检查,按医嘱对症处理。

3)尿潴留:评估尿潴留原因、症状,稳定患者情绪,给予下腹部热敷、按摩膀胱区、听流水声诱导排尿,如无禁忌协助患者床上坐起或下床排尿,必要时按医嘱导尿。

(13)并发症的护理

1)术后出血:评估出血为内出血还是外出血。①外出血:评估伤口敷料渗出情况,及时通知医生,更换伤口敷料,保持伤口敷料干燥。②内出血:评估生命体征、尿量、意识、皮肤黏膜弹性,评估引流管引流血性液体量、性质、出血的速度,重视疼痛等不适主诉。

2)术后感染:以细菌感染最为常见,常见感染部位有切口、肺部、胸腹腔和泌尿系统。做好相应的观察及护理。

3)切口裂开:识别切口裂开患者的临床表现,立即嘱患者平卧,稳定情绪,腹带包扎,避免腹压增高因素,及时通知医生处理。

(二)次全子宫切除手术护理

1.术前护理

(1)同一般腹部手术前护理。健康教育时强调子宫次全切除将使月经消失,评估患者及家属对手术的接受程度。

(2)阴道准备：术前一日及术日晨用10％肥皂浆棉球擦洗阴道,然后以0.5％碘酊液冲洗,干棉签擦干,再用5％碘酊消毒阴道、宫颈、穹隆部,阴道流血者改为阴道擦洗。

2. 术后护理

(1)同一般腹部手术后护理。

(2)子宫次全切除术后卧床1~2天,一般拔除尿管后下床活动,活动量视情况而定,循序渐进。卧床期间进行肢体主动和被动运动,如腿部自主伸、屈活动,防止下肢静脉血栓形成。

(3)留置导尿管时间根据医嘱而定,一般为术后第2天拔除尿管。

(4)应严密观察宫颈残端出血及流液等情况,必要时留纸垫观察,有异常及时报告医生处理。

(三) 全子宫切除手术护理

1. 术前护理

(1)同一般腹部手术前护理。

(2)同次全子宫切除手术前护理,另于术日晨用2％甲紫溶液涂于阴道穹隆部(既有消毒作用又可作为腹部全子宫切除时进入阴道的标记)。

2. 术后护理

(1)同一般腹部手术后护理。

(2)同次全子宫切除手术后护理。

(3)子宫全切术后卧床2~3天,活动指导同次全子宫切除术。

(4)留置导尿管时间根据医嘱而定,一般为术后2天左右拔除尿管。

(四) 次广泛子宫切除手术护理(筋膜外子宫全切手术护理)

1. 术前护理

(1)同腹式全子宫切除术前准备。

(2)全面评估患者整体情况并及时改善,以良好状态应对手术。治疗慢性咳嗽等增加腹压的合并症。

(3)次广泛子宫切除患者一般需行清洁灌肠,方法为术前一日下午肥皂水灌肠一次,当晚8时再行灌肠一次,手术日晨4时再灌肠数次,直到排出的大便没有粪渣为止。也可以于术前一日下午根据医嘱行全肠道灌洗或清洁灌肠,同样要求解出水样大便为止,如未达到要求可再行灌肠。术前一日中午进无渣半流食,晚餐进流食,可进些糖水。对体质虚弱病人,在灌肠过程中注意观察全身反应,防止虚脱。老年患者最好留陪客一人。

2. 术后护理

(1)同腹式全子宫切除手术后护理。

(2)留置导尿管期间,保持导尿管通畅,鼓励病人多饮水,保持尿量在1500ml/d以上。每日外阴消毒一次并更换引流袋。下床活动时夹紧尿管,以免尿液倒流。拔尿管前定期开放以锻炼膀胱功能。导尿管拔除后,观察排尿情况,有无尿频、尿急、尿痛、排尿困难、尿潴留等,若排尿不尽,测残余尿在100ml以上,则应重置导尿管,并严格遵守无菌操作,防止继发感染。

(五) 宫颈癌根治手术护理

1. 术前护理

(1)同次广泛子宫切除手术前护理。

(2)术前阴道准备时,注意动作轻柔,以免引起宫颈局部病灶出血。

2. 术后护理

(1)次广泛子宫切除手术后护理。

(2)留置导尿管时间根据医嘱而定,一般留置尿管时间7~14天。

(3)阴道如置引流管者应保持其通畅,妥善固定,观察并记录引流物的量及性状。

(4)并发症的护理:

1)尿潴留:拔除尿管后应评估患者排尿情况,必要时监测残余尿量,超过100ml给予诱导、热敷等措施帮助排尿,或遵医嘱重置导尿管。

2)淋巴囊肿:评估患者有无下腹不适、同侧下肢水肿及腰腿疼痛情况。嘱患者抬高患侧肢体,局部可用皮硝、硫酸镁等外敷,遵医嘱进行积极的抗感染治疗。

3)输尿管梗阻和输尿管瘘:多发生于术后7~14天。对手术中有输尿管、膀胱损伤的病人,在护理过程中要注意保持输尿管及导尿管引流通畅,注意观察引流液的量和性质。

4)静脉栓塞:多见下肢静脉栓塞。术后鼓励病人及早在床上活动下肢,病情许可尽早下床适当活动,避免深静脉血栓的形成。

(六)卵巢癌根治手术护理

1. 术前护理　同次广泛子宫切除手术前护理。

2. 术后护理

(1)同次广泛子宫切除手术后护理。

(2)有胃肠减压者应保持负压引流通畅,同时注意引流量、性状及颜色,并及时记录。胃肠减压期间应禁食,要保持患者口腔清洁,每天口腔护理2次。

(3)有人工肛门者,保持周围皮肤清洁,及时清理流出的肠液、粪便,避免皮肤发生湿疹和糜烂,指导患者及家属更换人工肛袋。

(4)化疗时,按妇科恶性肿瘤的化疗护理常规。

(5)并发症的护理:

1)肠梗阻与肠瘘:术后要密切观察腹胀、腹痛及肠蠕动恢复情况,必要时给予禁食,行胃肠减压,加强静脉营养支持。

2)静脉栓塞:多见下肢静脉栓塞。术后鼓励病人及早在床上活动下肢,病情许可尽早下床适当活动,避免深静脉血栓的形成。

二、外阴阴道手术护理常规

(一)一般外阴阴道手术护理

1. 术前护理

(1)病情观察:评估患者病情和心、肺、肝、肾等重要脏器的状况,改善全身营养状况。评估泌尿系统情况(尿常规检查、尿培养及药敏试验、尿动力学检查、棉签试验等)。积极治疗原发病,如慢性咳嗽等,及时记录病情变化。

(2)健康教育:根据患者情况,结合病情进行多种形式的术前教育。吸烟者应戒烟;指导患者学会有效深呼吸、有效咳嗽;练习床上大小便,避免使用腹压;指导病人做盆底肌肉、肛门肌肉的运动锻炼,增强盆底肌、肛门括约肌的张力。共同制订手术后活动锻炼计划,教会病人床上肢体锻炼的方法;与患者沟通术后疼痛评估方法及疼痛的应对措施;告知手术过程中常用的体位及术后维持相应体位的重要性;简单介绍手术流程。

（3）心理护理：评估患者及家属的认知情况和文化程度，评估常见的心理反应，识别并判断其所处的心理状态，有针对性的介绍和解释有关疾病的知识，及时提供有效的心理护理，消除患者的紧张情绪，取得患者和家属的理解和信任，以积极的心态配合手术。

（4）胃肠道准备：手术前一日起按医嘱进行肠道准备（术前 3 天进无渣半流质，必要时口服肠道抗生素）。手术前一日全肠道灌洗；术前一日晚流质饮食，手术前 8 小时禁食，4 小时禁饮。阴道、外阴部小手术（如简单阴道壁囊肿剥除术，巴氏腺囊肿切排等），术前不需灌肠，去手术室前嘱患者排空大小便。

（5）外阴、阴道准备：术前 3 天起阴道冲洗每日 1 次，外阴部手术者及子宫脱垂者术前指导患者用碘酊液坐浴，每日一次，共 3～5 天。手术前日及手术前 1 小时阴道术前准备。

（6）术前一日：按医嘱准备皮肤（上起耻骨联合上 10cm，大腿内侧上 1/3，下止坐骨结节水平）；药物敏感试验并做好记录和标记；交叉配血；核实麻醉科会诊是否落实；手术前晚可按医嘱给予助眠药，保证患者的良好睡眠。

（7）转送前准备：检查手术野皮肤准备情况；更衣，取下义齿、手表、眼镜、首饰等；核实肠道准备情况；测体温、脉搏、呼吸、血压，观察有无病情变化，发现异常及时通知医生；按医嘱给予术前用药；进手术室前核对腕带，排空膀胱，备好病历，根据需要备阴道模具、丁字带等特殊用物，与手术室护士交接班。

（8）病室准备：按手术、麻醉方式备好术后用物。如麻醉床、氧气、心电监护、引流袋、负压吸引器等。

2. 术后护理

（1）同一般腹部手术后护理。

（2）卧位管理：根据不同手术方式采取相应的体位。处女膜闭锁及有子宫的先天性无阴道病人，术后应采取半卧位；外阴癌行根治术后的病人则应采取平卧位，双腿外展屈膝，膝下垫软枕头；行阴道前、后壁修补或盆底修补术后的病人以平卧位为宜，禁止半卧位。

（3）导管护理：外阴、阴道手术后保留尿管时间较长，术后应特别注意保持尿管的通畅，观察尿色、尿量，特别是尿瘘修补术的病人，如发现尿管不通需及时查找原因并给予处理。

（4）皮肤黏膜护理：保持外阴清洁，会阴护理一日二次，观察会阴伤口有无红肿，注意阴道填塞纱布有无渗血，如有异常及时报告医生。术后 24～48 小时取出纱布后注意观察有无阴道流血及注意阴道分泌物的性质和量。

（5）饮食管理：术后饮食恢复视麻醉方式和患者具体情况按医嘱执行，做好饮食宣教，评估进食后反应。

（6）并发症的护理：

1）出血：评估患者意识、生命体征、尿量，注意阴道流血量、性质、色泽，观察会阴伤口敷料有无渗血，发现异常及时通知医生。

2）感染：评估阴道及会阴伤口分泌物的量、性质及气味，观察体温、血象及腹痛情况；保持外阴清洁及时更换敷料；遵医嘱合理使用抗生素。

（二）外阴广泛切除手术护理

1. 术前护理

（1）见一般外阴阴道术前护理。

（2）遵医嘱备好负压引流瓶、大棉垫等物品。

2. 术后护理

（1）见一般外阴阴道术后护理。

（2）导管护理：妥善固定双侧腹股沟负压引流管，保持清洁，标记清晰；引流管必须保持负压状态；严格遵守无菌操作；观察记录引流量及性质；了解拔管指征；留置导尿管保持通畅，防止滑脱。

（3）卧位管理：去枕平卧6小时后以平卧位为主，双腿外展屈膝，膝下垫软枕头，减少腹股沟及外阴部的张力，有利伤口的愈合。拆线后可逐渐增加活动量，鼓励患者可适当下床活动。

（4）并发症的护理：切口感染及坏死：严密观察皮肤有无红、肿、热、痛等感染征象以及皮肤温度、湿度、颜色等移植皮瓣的愈合情况。手术后数天发生应剪除坏死组织，清创换药。根据医嘱可用红外线照射。

计划生育护理常规

一、计划生育一般护理常规

（一）入院接待患者流程要求

1. 热情接待，阅读门诊病历，了解病史包括有无计划生育手术禁忌证，查看计划生育相关证明。安排床位，通知经管医生，对危急患者交接后积极抢救处理。

2. 完成护理入院评估并记录，对经产妇及瘢痕子宫中孕引产、内科合并症患者需详细交班。

3. 更换清洁衣裤，告知患者及家属住院须知和环境，并进行入院安全教育。

4. 做好相关健康教育及心理护理。

5. 核对并执行医嘱。

（二）病情观察

1. 按级别护理要求进行护理。

2. 评估患者生命体征以及进食、睡眠、活动和排泄等一般情况。测体温、脉搏、呼吸1次/日，体温异常、手术病人及新病人者按《病历书写规范》要求监测体温。

3. 患者入院时测血压、体重一次，以后每周测一次，不能测体重时用"平车"或"卧床"表示。

4. 评估患者腹痛、阴道流血、有无成形物排出等情况，有异常及时处理、汇报医生并做好记录。

5. 及时记录病情变化，病情危重时按医嘱记特别护理记录。

（三）健康教育

1. 做好计划生育相关知识教育，并根据个体进行多种形式的入院后健康教育。

2. 做好患者饮食、卫生、活动、休息方面的指导。指导合理饮食，少量多餐，病情允许的情况下，鼓励多活动。

（四）辅助检查

指导病人正确留取各种标本，逐项交代检查的注意事项。

1. 实验室检查　血常规、尿常规、血凝、血型、血生化、血肝炎系列、血内分泌、血肿瘤标志物、阴道分泌物检查等。

2. 辅助检查　胸片、心电图、B超。

3. 病理检查　宫颈脱落细胞超薄细胞学检查等。

（五）心理护理

评估患者及家属的认知情况、心理状况及社会支持系统,有无不良的情绪反应,消除患者的紧张情绪。

二、放置宫内节育器护理常规

（一）术前护理

1. 评估要点

(1)评估全身情况、了解适应证与禁忌证。

(2)评估血常规、阴道分泌物检查等情况。

2. 护理措施

(1)心理护理:评估常见不良的情绪反应,消除患者的紧张情绪。

(2)术前准备:更衣;术前测体温、脉搏、血压;进手术室前排空膀胱;携带病历;术前消毒外阴及阴道(阴道流血禁止阴道冲洗)。

（二）术后护理

1. 术后病情观察

(1)阴道流血:评估出血量、性状、颜色,必要时留护垫观察;保持会阴清洁,勤换护垫内裤;根据医嘱给予止血药及铁剂等,上述处理无效,应考虑取出,改用其他避孕方法。

(2)腰腹坠胀感:评估腰腹坠胀原因及伴随症状体征,必要时就诊,按医嘱对症处理。

2. 健康指导

(1)休息与活动:术后休息3天,一周内忌重体力劳动。

(2)性生活与卫生:2周内禁性生活和盆浴,保持外阴清洁。

(3)注意事项:放置节育器后三个月内,在经期及大便后应注意宫内节育器是否脱出;放置带尾丝节育器者,经期不使用阴道棉塞。

(4)复查与随访:告知放置节育器的种类、使用年限、随访时间,放置节育器后的第一次月经干净后3~5天来院复查,以后定期复查。术后3个月、6个月、1年各复查1次,以后每年检查1次,复查一般应安排在月经干净后。放置后可能有少量阴道出血及下腹不适感为正常现象,如出血多、腹痛、发热、白带异常等应及时就诊。

3. 并发症的护理

(1)子宫穿孔、节育器异位:评估子宫穿孔、节育器异位的盆腔位置。根据病情作出相应的处理。

(2)感染:监测体温、血压、脉搏、呼吸,监测血常规,保持会阴清洁,勤换护垫内裤,根据医嘱合理使用抗生素,做好相应的观察及护理。

(3)节育器嵌顿或断裂:稳定情绪,做好相应的解释及护理。指导合适时间取环。

(4)节育器脱落:放置节育器后三个月内,在经期及大便后应注意宫内节育器是否脱出,如脱落及时做好避孕措施。

(5)带器妊娠:根据诊断是宫内妊娠还是异位妊娠,做好相应的观察及护理。

三、取宫内节育器护理常规

（一）术前护理

1. 评估要点

(1)评估全身情况、了解适应证与禁忌证。

(2)评估血常规、阴道分泌物检查等情况。

2. 护理措施

(1)心理护理:评估常见不良的情绪反应,消除患者紧张情绪。

(2)术前准备:更衣;术前测体温、脉搏、血压;进手术室前排空膀胱;携带病历;术前消毒外阴及阴道(阴道流血者禁止阴道冲洗)。

（二）术后护理

1. 术后休息一天。

2. 2周内禁止性生活和盆浴,保持外阴清洁。

3. 育龄期妇女,指导避孕措施。

四、人工流产术护理常规

（一）术前护理

1. 评估要点

(1)评估全身情况、了解适应证与禁忌证。

(2)评估血常规、凝血功能检查、肝肾功能、阴道分泌物检查、心电图、B超检查等情况。

2. 护理措施

(1)心理护理:评估有无不良的情绪反应,消除患者的紧张情绪。

(2)术前准备:更衣;术前测体温、脉搏,血压;进手术室前排空膀胱;携带病历;术前消毒外阴及阴道(阴道流血者禁止阴道冲洗)。

(3)静脉麻醉下人工流产患者准备:术前8小时禁食,4小时禁饮,建立静脉通道,备心电监护等抢救物品。

(4)钳刮术患者准备:如术前宫颈插管术的患者,注意腹痛及阴道流血、流液情况。

（二）术后护理

1. 术后指导　无活动限制;注意观察腹痛及阴道流血情况;遵医嘱合理使用抗生素;注意饮食营养,搭配合理。

2. 健康教育

(1)休息与活动:负压吸引术休息3周,钳刮术休息4周。在家休息时可适当轻便活动。

(2)性生活、避孕及卫生指导:1个月内禁止性生活和盆浴;保持外阴清洁,及时更换消毒会阴垫;并给予相应的避孕指导。

(3)复查与随访:阴道流血一般术后7~10天干净,如超过10天或流血量超过月经量或有腹痛、发热等其他异常情况,或术后40天以上月经未转,应随时就诊。

五、药物流产护理常规

药物流产也称药物抗早孕,是用非手术措施终止早孕的一种方法。适用于妊娠49天内者。目前临床常用的药物为米非司酮配伍米索前列醇。

（一）术前护理

1. 评估要点

（1）评估全身情况、了解适应证与禁忌证。

（2）评估血常规、凝血、肝肾功能、B超检查等情况。

2. 护理措施

（1）心理护理：评估常见不良的情绪反应，消除患者的紧张情绪。

（2）服药指导：告知服药方法、副作用及注意事项。

（二）术后护理

1. 术后指导　服药后有无胚囊排出，观察腹痛、阴道流血量及药物的副反应；胚囊排出后1～2小时或6小时后仍未排出，无异常情况者可回家观察。遵医嘱合理使用抗生素；注意饮食营养，搭配合理。

2. 健康教育

（1）休息与活动：休息3周；在家休息时可适当轻便活动。

（2）性生活、避孕及卫生指导：保持外阴清洁，及时更换消毒会阴垫；转经前禁止性生活和盆浴；转经后及时落实避孕措施，并予相应避孕指导。

（3）按时复查：胚囊排出者，2周后来院复查。如未排出者，一周左右到医院复查，期间如有成形物排出，应保留并及时带回医院检查。如出现阴道流血多、发热及腹痛等异常情况随诊。

附录2　妇产科护理实习要求

一、实习时间：4周

二、实习要求

（一）知识要求

1. 熟悉早期妊娠的诊断；

2. 熟悉产前检查的时间、内容；

3. 熟悉正常分娩的临床经过及各产程的护理；

4. 了解剖宫产前后的护理；

5. 理解产褥期生理与护理；

6. 理解足月新生儿的特点及护理；

7. 熟悉流产、异位妊娠、妊娠期高血压疾病、胎儿窘迫、新生儿窒息、胎膜早破、产后出血及其护理；

8. 了解妊娠晚期出血性疾病；

9. 了解异常分娩及其护理；

10. 熟悉阴道炎、慢性宫颈炎、盆腔炎的临床表现及其护理；

11. 熟悉妇科肿瘤、月经失调病人的护理；

12. 熟悉妇科手术前后的护理；

13. 了解妊娠滋养细胞疾病；

14. 熟悉避孕的方法及护理；

15. 熟悉终止妊娠的方法及护理。

(二) 技能要求

1. 会月经史、生育史的采集和书写；

2. 正确推算预产期；

3. 进行简单的孕期健康教育；

4. 初步学会听胎心、观察宫缩、产后子宫复旧、恶露、泌乳情况；

5. 初步学会新生儿沐浴、脐部护理、臀部护理等；

6. 能熟练地进行会阴护理；

7. 能进行简单的母乳喂养指导和产后健康教育；

8. 能进行术前、皮肤准备；

9. 熟练地行女病人导尿术；

10. 能配合产前检查、助产接生、妇科检查、计划生育手术等。

附录3　妇产科护理操作考核评分标准

产前检查操作评分标准

学生姓名：

操作步骤	分值	操作要求	评分等级及分值				得分	存在问题
			I	II	III	IV		
检查前准备	5	环境准备、用物准备、检查者准备（衣帽整洁、洗手、手保持温暖）	5	4	3	2-0		
核对、评估及解释	10	核对姓名、孕周、健康史，推算预产期，评估一般情况，解释本次检查的目的及需要的配合	10	8	6	4-0		
腹部视诊	5	注意腹形大小、有无妊娠纹、手术瘢痕和水肿	5	4	3	2-0		
测量宫高、腹围	10	测量宫底高度、腹围，估计胎儿体重，准确记录	10	8	6	4-0		
腹部四步触诊	20	前三步面向孕妇，第四步面对孕妇足端，检查子宫大小、胎产式、胎先露、胎方位及先露是否衔接	20	15	10	5-0		
胎心听诊	10	根据胎方位确定胎心听诊区域，使用多普勒或胎心听筒计胎心1分钟，仔细辨析胎心的频率、强弱	10	8	6	4-0		
骨盆外测量	25	介绍测量目的及需进行的配合，正确测量各径线	25	15	10	5-0		

操作步骤	分值	操作要求	评分等级及分值				得分	存在问题
			Ⅰ	Ⅱ	Ⅲ	Ⅳ		
操作后整理	5	协助孕妇整理衣物并左侧卧位,整理用物、记录检查结果	5	4	3	2-0		
孕期宣教	5	营养指导、休息与活动、孕期自我监护、按时产检等	5	4	3	2-0		
熟练程度	5	动作轻巧、稳重、协调,有安全观念	5	4	3	2-0		
总分	100							

主评老师：　　　　　　　　　　　　　　　　　　　　日期：

会阴擦洗操作评分标准

学生姓名：

操作步骤	分值	操作要求	评分等级及分值				得分	存在问题
			Ⅰ	Ⅱ	Ⅲ	Ⅳ		
素质要求	5	服装鞋帽整洁,仪表大方,举止端庄;态度和蔼可亲	5	4	3	2-0		
操作前准备	5	配制 0.1%～0.5%聚维酮碘溶液,适时加温	5	4	3	2-0		
	15	备齐用物:治疗盘1只,内放无菌大小棉签若干、0.1%～0.5%聚维酮碘溶液、治疗巾1块	15	12	9	8-0		
	5	核对患者、做好解释、遮挡;协助患者脱去对侧裤腿,取屈膝仰卧位,两脚分开,显露外阴,臀下垫治疗巾	5	4	3	2-0		
操作顺序	5	分娩后产妇,需观察恶露的色、质、量;保留尿管者观察尿液的量、色、性状	5	4	3	2-0		
	20	第1遍擦拭顺序由上至下,由外至内,第2,3遍擦拭顺序由上至下,由内至外,若有伤口则应先伤口后周围,最后肛门部	20	16	12	10-0		
	10	必要时,可根据患者的情况增加擦洗的次数,最后用无菌大棉签擦干	10	8	6	5-0		
	5	保留导尿管者需更换集尿袋	5	4	3	2-0		
健康宣教	10	指导会阴切开者取健侧卧位,以免恶露污染伤口;自然分娩者或妇科手术者早期下床活动	10	8	6	5-0		

续表

操作步骤	分值	操作要求	评分等级及分值				得分	存在问题
			I	II	III	IV		
操作后处理	10	整理床单位,处理用物,洗手、记录	10	8	6	5-0		
熟练程度	10	动作轻巧、准确、稳重、注意节力,应变力强;尊重病人	10	8	6	5-0		
	100							

主评老师:　　　　　　　　　　　　　　　　　日期:

会阴湿热敷操作评分标准

学生姓名:

操作步骤	分值	操作要求	评分等级及分值				得分	存在问题
			I	II	III	IV		
素质要求	5	服装鞋帽整洁,修剪指甲,举止端庄;语言柔和恰当,态度和蔼可亲	5	4	3	2-0		
操作前准备	15	准备用物:会阴擦洗盘;热水袋、煮沸的50%硫酸镁,纱布数块,棉垫1块,橡皮布1块,治疗巾1块及一次性手套	15	12	9	8-0		
	5	嘱患者排空膀胱后,取膀胱截石位,显露外阴,臀部垫橡皮布和治疗巾	5	4	3	2-0		
	5	拉上床旁隔帘,保护患者隐私	5	4	3	2-0		
操作顺序	5	按正确步骤进行会阴擦洗,清洁外阴局部伤口的污垢	5	4	3	2-0		
	5	热敷部位先涂一薄层凡士林,盖上纱布	5	4	3	2-0		
	10	在纱布上轻轻敷上热敷溶液中的温纱布,外面盖棉布热敷垫保温	10	8	6	5-0		
	10	每3～5分钟更换热敷垫1次,也可用热水袋或电热宝放在棉垫外,延长更换敷料的时间,1次热敷15～30分钟	10	8	6	5-0		
	10	用红外线灯照射时,将灯头移至会阴上方或侧方后,接通电源、打开开关,调解灯距,以患者感觉温热为宜,每次照射20～30分钟	10	8	6	5-0		

续表

操作步骤	分值	操作要求	评分等级及分值				得分	存在问题
			I	II	III	IV		
健康宣教	10	嘱患者及时表达操作过程中有无不适感	10	8	6	5-0		
操作后处理	10	热敷或照射完毕,检查局部充血情况,更换清洁会阴垫,整理床单位,洗手,记录	10	8	6	5-0		
熟练程度	10	动作轻巧、准确、稳重、注意节力,应变力强;遵守无菌原则	10	8	6	5-0		
总分	100							

主评老师:　　　　　　　　　　　　　日期:

阴道灌洗操作评分标准

学生姓名:

操作步骤	分值	操作要求	评分等级及分值				得分	存在问题
			I	II	III	IV		
素质要求	5	自我介绍;服装鞋帽整洁,修剪指甲,举止端庄;语言柔和恰当,态度和蔼可亲	5	4	3	2-0		
操作前准备	5	嘱患者排空膀胱后,取膀胱截石位,臀部垫橡皮垫和一次性塑料垫巾	5	4	3	2-0		
	10	根据病情配制灌洗溶液 500～1000ml	10	8	6	5-0		
	10	装有灌洗溶液的灌洗筒挂于输液架上,其高度距床沿 60～70cm 处,排去管内空气,试水温(40℃左右),适宜后备用	10	8	6	5-0		
操作顺序	10	操作者右手持冲洗头,先冲洗外阴部,然后用左手将小阴唇分开,将冲洗头沿阴道纵侧壁的方向缓缓插入至阴道后穹隆	10	8	6	5-0		
	10	边冲洗边将冲洗头围绕宫颈轻轻上下左右移动;或用窥器显露宫颈后再冲洗	10	8	6	5-0		

操作步骤	分值	操作要求	评分等级及分值				得分	存在问题
			I	II	III	IV		
操作顺序	10	冲洗时轻轻转动窥器,将阴道壁冲洗干净	10	8	6	5-0		
	5	当灌洗溶液剩100ml时,夹注皮管,拔出灌洗头和窥器,再冲洗一次外阴部	5	4	3	2-0		
	5	协助患者坐起,使阴道内残留液体流出	5	4	3	2-0		
健康宣教	10	放置窥器时要求患者配合(哈气),按医嘱阴道用药	10	8	6	5-0		
操作后处理	10	用干纱布擦干外阴并整理床铺,协助患者采取舒适卧位。洗手,记录	10	8	6	5-0		
熟练程度	10	动作轻巧、准确、稳重、注意节力,应变力强;保护病人隐私	10	8	6	5-0		
总分	100							

主评老师: 日期:

新生儿沐浴操作评分标准

学生姓名:

操作步骤	分值	操作要求	评分等级及分值				得分	存在问题
			I	II	III	IV		
操作前准备	10	护士准备:服装鞋帽整洁,修剪指甲,洗手,戴口罩 环境准备:室温、水温适宜 用物准备齐全、摆放有序	10	8	6	4-0		
核对解释	10	核对母亲姓名、床号和新生儿胸牌、识别带信息,1小时内未哺乳,解释沐浴意义和时间	10	8	6	4-0		
评估	10	脱去衣物、尿布、测体重,评估新生儿全身情况	10	8	3	2-0		
擦洗头面部	10	擦洗双眼(由内眦向外眦)、面部,洗头,擦干头发	10	8	6	5-0		
洗全身	20	依次洗净新生儿颈部、腋下、上肢、胸腹、背、下肢、腹股沟、会阴、肛门,擦干	20	16	12	11-0		

90

操作步骤	分值	操作要求	评分等级及分值				得分	存在问题
			I	II	III	IV		
脐部护理	10	75％乙醇棉签由内向外消毒脐轮和脐带残端,无菌纱布覆盖包扎	10	8	6	5-0		
穿衣	10	换上干净尿布,必要时擦护臀霜,穿好衣服,核对胸牌和识别带	10	8	6	5-0		
送回母婴同室	5	再次核对母亲和新生儿信息,反馈新生儿情况,做好健康指导	5	4	3	2-0		
操作后处理	5	整理环境和用物,洗手,记录	5	4	3	2-0		
熟练程度	10	动作轻柔、敏捷、注意保暖,保证安全	10	8	6	5-0		
总分	100							

主评老师：　　　　　　　　　　日期：

参考文献

1. 谢幸,苟文丽.妇产科学.第 8 版.北京:人民卫生出版社,2013.
2. 郑修霞.妇产科护理学.第 5 版.北京:人民卫生出版社,2012.